echt EMF

Pflegers Diary

Metin Dogru

Der beste Job der Welt – und warum er mich in den Wahnsinn treibt

#nurselife

echt EMF

IMPRESSUM

Alle in diesem Buch veröffentlichten Aussagen und Ratschläge wurden vom Autor und vom Verlag sorgfältig erwogen und geprüft. Eine Garantie kann jedoch nicht übernommen werden, ebenso ist die Haftung des Autors bzw. des Verlags und seiner Beauftragten für Personen-, Sach- und Vermögensschäden ausgeschlossen.

Für die Inhalte der in dieser Publikation enthaltenen Links auf die Webseiten Dritter übernehmen wir keine Haftung, da wir uns diese nicht zu eigen machen, sondern lediglich auf deren Stand zum Zeitpunkt der Erstveröffentlichung verweisen.

Die Ereignisse in diesem Buch sind größtenteils so geschehen, wie hier wiedergegeben. Für den dramatischen Effekt und aus Gründen des Personenschutzes sind jedoch einige Namen und Ereignisse so verfremdet worden, dass die darin handelnden Personen nicht erkennbar sind.

FSC
www.fsc.org
MIX
Papier | Fördert gute Waldnutzung
FSC® C145070

echtEMF ist eine Marke der Edition Michael Fischer

1. Auflage

Originalausgabe

Covergestaltung: Silvia Keller, unter Verwendung eines Motivs von © PTO Media, Mirko Plengemeyer

Grafiken: ©Marina Shevchenko (S.14, 28, 46, 86, 116, 132, 188, 200), ©Artco (S.62), ©vectorwin (S.156, S.168), über shutterstock.com

Layout/Satz: Silvia Keller

Redaktion: Anna Sulik

Gedruckt bei GGP Media GmbH, Karl-Marx-Str. 24, 07381 Pößneck

ISBN 978-3-7459-1938-7

www.emf-verlag.de

Liebe Politiker, liebe System-Kaputtsparer, liebe Menschenfeinde,

wie lebt es sich denn so mit dem Wissen, uns Pflegekräfte und auch alle anderen in sozialen Berufen arbeitenden Menschen wie Dreck zu behandeln? Wie fühlt es sich an, dass Menschen leiden und sogar sterben, weil ihr eure Arbeit nicht vernünftig macht, euch dafür aber eine Menge Geld einsteckt? Wenn sich das gut anfühlt, solltet ihr mit Maschinen arbeiten und nicht mit Menschen.

INHALT

VORWORT

Dieses Buch sollte vor allem unterhaltsam werden, es sollte witzig werden. Nur bleibt mir immer wieder das Lachen im Hals stecken, wenn ich daran denke, dass Menschen unser Land regieren, die ihre Menschlichkeit komplett ausgeschaltet haben. Menschen, die sich Taschen füllen, während andere für kleines Geld Leben retten. Ich bin sauer, wirklich stinksauer, dass wir das immer noch zulassen.

Ich sehe täglich dieses Leid, diese Geldmacherei am Patientenbett. Denn es geht gar nicht mehr darum, Patienten gesund zu machen und zufriedenzustellen. Es geht darum, die meisten Operationen oder die meisten Therapien durchzuführen, die Gewinn erzielen. Immer mehr Patienten liegen auf engstem Raum, immer weniger Pflegekräfte kümmern sich um sie – das ist der Normalzustand! Sparen, wo man nur kann, egal ob jemand dabei zugrunde geht.

Es fängt sogar schon bei den ganz Kleinen an: Kinderkliniken sind nicht rentabel, überall wird versucht, Profit zu machen. Selbst bei Frühchen, bei Kindern also, die zu früh auf die Welt gekommen sind. Ihr Gewicht wird oft absichtlich niedriger angegeben, denn ab einem bestimmten Körpergewicht bekommt man weniger Geld. Ich kann Tausende Dinge aufzählen, aber am Ende dreht sich immer alles um eins: Geld.

Seitdem ich in der Pflege tätig bin, habe ich zunehmend meinen Glauben an die Menschlichkeit verloren. Früher war ich immer davon überzeugt, dass man im Krankenhaus gut behandelt wird, dass dort alles hygienisch sauber ist, dass Menschenleben an erster Stelle stehen. Mittlerweile weiß ich, dass das lediglich eine Wunschvorstellung ist. Ich könnte meine Angehörigen heute nicht ohne Sorgen in solch eine Einrichtung schicken, aus der Angst heraus, dass sie kränker wieder herauskommen könnten, als sie es zuvor waren.

Das mag übertrieben klingen und schwer zu glauben sein? Nein, es ist nicht übertrieben: Ich erlebe es sehr oft, dass Patienten mit einer „Kleinigkeit" auf die Station kommen und mit unzähligen Infektionen und Krankheiten wieder entlassen werden. Deine Oma konnte sich vor ihrem Krankenhausaufenthalt noch selbstständig versorgen? Spätestens danach wird sie dazu vielleicht nicht mehr in der Lage sein.

Ich bin Krankenpfleger, und es ist eigentlich nicht meine Aufgabe, nach Lösungen zu suchen, die Politik anzuflehen und über Missstände zu berichten. Doch leider lässt einem dieses Land keine andere Wahl. Anstatt mich auf die Patienten zu konzentrieren und das anzuwenden, was ich gelernt habe, muss ich mich mit Dingen herumschlagen, die nicht zu meinem Verantwortungsbereich gehören.

Und dann haben wir noch den Personalmangel. Das ist ein wirklich großes Problem in der Pflege. Weil der Personalmangel so ein großes Thema ist, werden mittlerweile einfach alle möglichen Leute in die Pflege gelockt. Es geht nicht mehr darum, ob du sozial kompetent bist, sondern darum, ob du arbeiten kannst, möglichst selten krank bist, belastbar bist und einfach tust, was man dir sagt. Empathisch sein? Besser nicht! Menschlichkeit ausschalten, Anweisungen befolgen und am Ende Gewinne erzielen. Das ist zur Dienstanweisung geworden. „Bau eine Mauer um dich herum, stumpfe ab, sonst brichst du zusammen", hat mir einst eine Kollegin gesagt. Aber ist das wirklich das, was wir uns als Menschen wünschen?

Dieses Buch ist Realtalk, und wie ihr merkt, ist vieles nicht wirklich unterhaltsam, sondern vielmehr grausam. Trotzdem möchte ich bei all dem nicht die guten, lustigen, interessanten und manchmal auch herzzerreißend traurigen Momente in der Pflege vergessen. Ich will diese Momente nicht vergessen, und ich möchte sie mit euch teilen – in Form von Tagebucheinträgen, die im Buch verteilt sind.

So bin ich eben. Ich bin menschlich und humorvoll, aber ich sage auch einfach, wenn mir etwas nicht passt.

Ich kann diese Missstände nicht einfach so vergessen und sie nicht ansprechen. Deshalb lasst mich versuchen, euch mitzunehmen in meine Welt als Pflegekraft, zwischen Hoffnung und Verzweiflung, inmitten von berührenden Schicksalen und urkomischen Momenten, die mir keiner glauben wird. Dieses Buch macht deutlich, was schiefläuft, aber es will auch zeigen, warum wir Pflegekräfte trotz allem nicht aufgeben – für uns alle!

Aber ich möchte hier nicht gleich am Anfang schon zu einem Rundumschlag ausholen. Erst einmal möchte ich ein Missverständnis aufklären, mit dem wir in der Pflege immer wieder zu kämpfen haben. Außerdem möchte ich erzählen, wie ich überhaupt in die Pflege gekommen bin und was mich dazu gebracht hat, diesen Weg einzuschlagen.

KAPITEL 1

Ambulanz

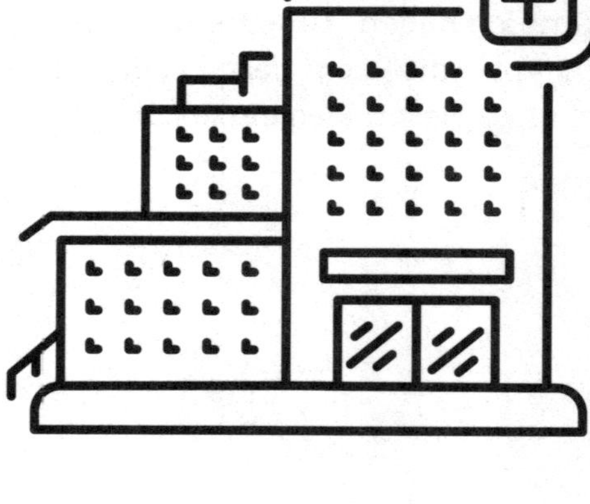

DAS MÄRCHEN VOM HINTERN-WÄSCHER

Beginnen wir einfach mit einem großen Missverständnis, mit dem ich mich immer wieder auseinandersetzen muss. Denn in unserer Gesellschaft ist es leider so, dass die Pflege als Beruf nicht sonderlich hoch angesehen ist. Wenn jemand sagt, er oder sie möchte Krankenpfleger werden, kommt vom Gegenüber nicht selten sofort die Frage, warum man nicht studieren möchte, weil das doch zu wesentlich besseren Zukunftsaussichten führe.

Denn das Bild, das Laien mit der Krankenpflege verbinden, ist meist sehr einfach. Es heißt dann, dass man in der Pflege nur die Hintern der Patienten abwische, was an sich doch einfach nur eklig sei. Und abgesehen von all dem Ekligen sei eine Pflegekraft bestenfalls dazu da, Essen auszuteilen. Oder eine Pflegekraft sei eine Person, die einem Arzt hinterherläuft und einfach tun muss, was der Arzt sagt, also quasi selbst über rein gar nichts entscheiden darf oder kann.

Dabei wird unter anderem vergessen, dass wir Pflegekräfte tatsächlich auch ein Staatsexamen ablegen, das eine praktische, drei mündliche und drei schriftliche Prüfungen umfasst. Und zwar Prüfungen, die es wirklich in sich haben, die also nicht mal so nebenbei absolviert werden können, sondern durchaus ihren Schwierigkeitsgrad haben.

Außerdem umfasst unsere Ausbildung drei Jahre, während derer wir wirklich alle Fachbereiche zumindest einmal durchlaufen.

Genau vor diesem Hintergrund finde ich es schade und fast schon traurig, wenn die Pflege als „dummer Job" abgetan wird.

Wer unseren Beruf und uns Pflegekräfte einfach so abtut, sollte vielleicht einfach mal eine Minute in sich gehen und darüber nachdenken, was es gäbe, oder vielmehr nicht gäbe, wenn es keine Pflegekräfte gäbe und wir uns nicht täglich mit vollem Einsatz in unsere Arbeit stürzen würden.

Die Oma muss ins Pflegeheim? Schade, dass das ohne uns nicht möglich ist. Denn ohne Pflegekräfte gibt es natürlich auch keine Pflegeheime. Ihr seid krank und müsst für eine Weile ins Krankenhaus, um wieder auf die Beine zu kommen? Schade nur, dass es kein Krankenhaus gibt, wenn es keine Pflegekräfte gibt. Denn ohne Pflegekräfte wären Krankenhäuser kaum mehr als riesige Bettensäle, in denen sich ab und zu ein einsamer Arzt verirrt, der ohne die Kollegen aus der Pflege auch herzlich wenig ausrichten kann.

Wer das Krankenhaus darauf reduziert, dass es ein Ort ist, an dem Ärzte ihre Künste zeigen, vergisst dabei, dass auch Ärzte im Krankenhaus eine Minderheit darstellen. Denn in jeder Klinik ist eine Vielzahl an Pflegekräften im Einsatz, während Ärzte nur in vergleichsweise geringer Zahl zu finden sind.

Außerdem: Wir Pflegekräfte sind sieben Tagen die Woche 24 Stunden bei den Patienten. Die Ärzte kommen täglich vielleicht auf eine halbe Stunde mit den Patienten – etwa im Rahmen der Visite. Oft wird in diesem Zusammenhang auch vergessen, dass wir es sind, die letztendlich auch die Verantwortung für die Patienten tragen.

Stell dir vor, du wärst in einer Situation, in der jemand deinen Hintern abwischen müsste. Von wem würdest du es wollen? Welche Fähigkeiten sollte diese Person mitbringen?

Für Außenstehende scheint es nur eine unangenehme Aufgabe zu sein, aber für den Betroffenen ist es mindestens genauso unangenehm. Um dieser besonderen Aufgabe gerecht zu werden und die Intimsphäre des Betroffenen zu respektieren, benötigt man nicht nur jede Menge Empathie, sondern auch viel Fachwissen im Umgang mit Scham und dem Einhalten angemessener Distanzzonen.

Doch das ist längst nicht alles: Sagen wir einmal, ich bin auf der Station, dann habe ich dort meine 30 Patienten. Von diesen 30 Patienten wiederum kenne ich die Diagnosen, ich weiß welche Medikamente welcher Patient benötigt. Und: Wenn ich ein Medikament verabreiche, dann weiß ich auch, worauf ich bei diesem einen speziellen Medikament zu achten habe. Ich kenne die Nebenwirkungen, ich weiß Bescheid über die Wechselwirkungen, weiß also, welches Medikament sich eventuell nicht mit einem anderen Medikament verträgt.

Häufig arbeiten wir auch mit Assistenzärzten zusammen, die in der Realität alles erledigen. Oberärzte sind letztlich nur Ansprechpartner für diese Assistenzärzte und sie sind im Notfall erreichbar. Ansonsten lastet alles auf den Schultern besagter Assistenzärzte, die wiederum erst einmal von uns Pflegekräften angelernt werden müssen.

Da kommt es auch mal zu Fehlern, die wir bemerken müssen. Dass etwa bei einem zu verabreichenden Medikament eine vollkommen falsche Milligrammangabe durch den Assistenzarzt notiert wurde. Auch hier liegt es wieder in unserer Verantwortung, also der Verantwortung der Pflegekräfte, dass wir diese Fehler erkennen, dass wir sie bemerken und nicht einfach den fehlerhaften Angaben des Assistenzarztes folgen. Wir sind es dann, die mit dem Arzt noch einmal sprechen, die ihn darauf hinweisen, dass die verordnete Menge an Medikamenten eigentlich nicht richtig sein kann. Hätten wir jedoch keine Ahnung von der Materie, würden wir also tatsächlich nur Hintern abwischen, dann würden im Krankenhausalltag so viele Fehler passieren, wie es sich kaum jemand vorstellen kann. Würden wir außerdem nur die Befehle der Ärzte befolgen, dann würde das System ebenfalls nicht mehr funktionieren.

Und nehmen wir noch mal das Abwischen von Hintern. Was denken sich eigentlich Menschen, wenn sie darüber so abfällig urteilen? Glauben sie, dass wir Patienten einfach liegen lassen sollten, wenn sie völlig verdreckt sind? Ich lasse meine Patienten nicht einfach in ihrem eigenen Stuhlgang liegen.

Und dabei wird oft vergessen: Den Hintern abzuwischen bedeutet auch, dass wir den Patienten so nahe kommen wie niemand sonst. Während wir einen Patienten waschen, ihn reinigen, beobachten wir den Menschen natürlich. Wir führen also einerseits eine Hautbeobachtung durch, und können anhand dieser viele Rückschlüsse auf den Gesundheitszustand des Patienten ziehen. Ist seine Haut trocken, und ihre Spannung niedrig, braucht der Patient Flüssigkeit, um das Risiko für Hautdefekte und damit bspw. Druckgeschwüre zu vermindern. Wenn seine Haut bläulich schimmert, bekommt der Patient zu wenig Sauerstoff. Auf die Gefahr hin, dass sich nun mancher ekelt: Beim Saubermachen des Patienten können wir zum Beispiel auch die Konsistenz des Stuhlganges sehen oder anhand dessen Farbe und Geruch wichtige Rückschlüsse ziehen.

Hat ein Patient etwa plötzlich schwarzen Stuhlgang, wissen ich und meine Kollegen sofort, dass es sich dabei um Blut handeln könnte. Wir wissen außerdem, dass es sich um altes Blut handeln muss.

Ist es frisches und rotes Blut, wissen wir, dass es möglicherweise etwas am Darmausgang ist und es sich eventuell um eine Hämorrhoide handeln könnte. Altes und schwarzes Blut dagegen stammt eher aus dem Magen-Darm-Trakt und könnte auf eine Blutung hinweisen.

Nun noch mal zurück zum Geruch: Als Pflegekraft entwickelt man irgendwann ein Gespür für bestimmte Gerüche im Stuhlgang und kann wichtige Zusammenhänge herstellen. Zum Beispiel kann der Geruch auf ein Norovirus hindeuten, da dieser einen sehr spezifischen und schwer zu beschreibenden Geruch hat. All diese Umstände sind Dinge, mit denen wir Pflegekräfte immer wieder konfrontiert sind und die wir erkennen und in den entsprechenden Kontext stellen können. Dadurch kann der Arzt entsprechend handeln, seine Handlungen anpassen und planen.

Ein weiteres Beispiel ist die Verabreichung von Infusionen: Das ist grundsätzlich eine Arbeit, die wahrscheinlich jeder Mensch nach einer kurzen Einarbeitung erledigen könnte. Nur ist eben auch das Verabreichen einer Infusion nicht gleichbedeutend mit dem bloßen Aufhängen einer Flüssigkeit. Auch hier gehört für uns zur Arbeit, dass wir sie immer in direkter Verbindung mit dem Beobachten des Patienten sehen. Uns geht es also nicht allein um die Infusion, wir beobachten natürlich auch, wie es dem Patienten gerade geht. In dem Zusammenhang ist es außerdem wichtig zu erwähnen, dass es immer wieder auch Patienten gibt, die nicht mehr sprechen können. Sie haben nicht die Möglichkeit, anderen mitzuteilen, dass es ihnen schlecht geht. In solchen Fällen liegt es einmal mehr an uns, die richtigen Schlüsse aus der Beobachtung der Patienten zu ziehen. Darüber hinaus ist es immer wieder wichtig, einen Blick auf die Haut und deren Zustand zu werfen, um mögliche allergische Reaktionen festzustellen.

In solchen Situationen geht es aber auch darum, dass wir handeln. Wir handeln bereits in dem Moment, in dem wir versuchen, einen Arzt überhaupt erst zu erreichen, der sich um den Fall kümmern kann. Im Notfall müssen wir sogar die ersten lebenswichtigen Maßnahmen ergreifen, bevor ein Arzt eintrifft.

Wenn wir feststellen, dass die Sauerstoffsättigung zu niedrig ist, müssen wir uns um die Sauerstoffversorgung kümmern. Handelt es sich beispielsweise um einen Kollaps, müssen wir das Bett beziehungsweise die Lagerung des Patienten verändern – Kopf tief und Beine hoch, wenn es Probleme mit dem Kreislauf gibt. Wenn es sich um einen allergischen Schock handelt, fragen wir bereits während des Telefonats mit dem Arzt, ob wir dem Patienten bestimmte Medikamente verabreichen sollen. Dies liegt daran, dass wir uns mit solchen Fällen auskennen und die Hintergründe sowie die Handlungsweise kennen. Auch das ist etwas, das den meisten Menschen beim Gedanken an die Pflege oder an uns Pflegekräfte gar nicht auf dem Schirm haben.

Ähnlich sieht es aus, wenn ein Patient sagt, er geht zum Arzt oder hat einen Termin beim Arzt. Nur: Wer koordiniert denn all das? Wer kümmert sich auch während einer Operation um einen Patienten? Wer übernimmt die präoperative Versorgung? Wer kümmert sich um die postoperative Versorgung, also all das, was vor der eigentlichen Operation zu geschehen hat oder eben danach? Das alles ist extrem wichtig für den Patienten und dessen Genesung. Und während dieser Phasen ist eben nicht jederzeit ein Arzt vor Ort, der das Wohlergehen des Patienten im Auge behält. Wir sind diejenigen, die vor Ort sind. Wir müssen wissen, welche Werte und Herzfrequenz normal sind. Dahinter verbirgt sich sehr viel Wissen, das wir uns erst einmal aneignen müssen. Es steckt schlicht gesagt, sehr, sehr viel Lernarbeit dahinter. Es macht mich immer wieder traurig, wenn man über uns Pflegekräfte so spricht, als wären wir nur dafür da, die besagten Hintern abzuwischen.

Noch mal: Ohne uns wäre das alles undenkbar! Ohne uns könnten keine Operationen durchgeführt werden. Weil einem Arzt eben immer auch OP-Schwestern assistieren. Weil ein Arzt mit seinem weißen Kittel eben nicht in einem luftleeren Raum agiert, in dem sich alles nur um seine Herrlichkeit dreht.

Ich kenne zum Beispiel kaum einen Assistenzarzt, der weiß, wie man eine Infusion richtig auflöst. Oder auf den Intensivstationen: Die meisten Ärzte kennen sich nicht mit den Dosierpumpen, den sogenannten Perfusoren, aus. Das führt in Notfällen immer wieder zu Situationen, in denen ein hoffnungslos überforderter Arzt uns fragt, was er tun soll. Er muss sich dann auf eine Schwester beziehungsweise Pflegekraft verlassen können, die ihm genau erklärt, was zu tun ist. Diese Zusammenarbeit zwischen Ärzten und Pflegekräften ist gerade in solchen Notfällen – aber nicht nur dort – von enormer Bedeutung. Denn wenn zwei Personen vor Ort sind und beide keine Ahnung habe, was zu tun ist, kann das schnell zu einer Katastrophe führen und für den Patienten tödlich enden. Aber wenn eine Person keine Ahnung hat, sich jedoch von einer anderen belehren oder etwas erklären lassen kann, dann lässt sich auch ein wirklicher Notfall ohne ernsthaftere Folgen überstehen.

Genau das ist es, was Menschen erkennen müssen, weil es wirklich wichtig ist: Ärzte sind Ärzte und Pflegekräfte sind Pflegekräfte. Klar, ein Arzt gibt Anweisungen, die wir dann ausführen. Aber die Pflegekraft ist ein eigenständiger Beruf, genauso wie der Arzt ein eigenständiger Beruf ist. Und der Chef der Pflegekraft ist eben nicht der Arzt, sondern die Pflegedienstleitung. Wenn ein Arzt also anordnet, dass ich ein bestimmtes Medikament verabreichen soll, dann folge ich natürlich der Anordnung. Gleichzeitig muss ich aber immer überprüfen, ob die Anordnung Sinn macht, ob sie richtig ist. Denn am Ende habe ich die Durchführungsverantwortung. Wenn mir also der Arzt sagt, ich soll dem Patienten ein Medikament in einer bestimmten Dosierung geben, dann muss ich erst einmal überlegen, ob das gerechtfertigt ist, ob ich diese Anweisung wirklich ausführen kann oder ob es besser ist, es nicht zu tun. Genau deshalb ist es so wichtig, dass wir diese Ausbildung durchlaufen, die uns das nötige Wissen und die

Werkzeuge gibt, um solche Entscheidungen zu treffen oder solche Überlegungen anzustellen. Und genau deshalb wünschen wir uns auch die Anerkennung, die wir unserer festen Überzeugung nach verdienen.

Zäpfchen? Guten Appetit!

Es gibt Momente auf der Station, da denkt man sich einfach nur „Oh! Mein! Gott!". Zum Beispiel: Patient hat Temperatur, Pfleger hat Stress. Dann sagt man zum Patienten: „Hier, das ist für Sie, nehmen Sie das bitte", und wendet sich schon wieder dem nächsten Patienten zu. Vielleicht hat man in diesem Moment tatsächlich auch vergessen zu sagen, dass es sich bei dem Medikament um ein Zäpfchen handelt – aber ein erwachsener Mensch sollte normalerweise den Unterschied zwischen einer Tablette und einem Zäpfchen kennen. Also wendet man sich wieder der Arbeit zu, versucht sich durch den alltäglichen Stress zu manövrieren, bis man schließlich wieder bei diesem einen Patienten ankommt und ihn fragt, ob er sein Zäpfchen denn auch genommen hat. Worauf die Antwort nun lautet dann: „Häh? Zäpfchen?" und der Pfleger antwortet betont ruhig: „Ich habe Ihnen doch eben erst ein Zäpfchen gegeben, das haben Sie doch nicht vergessen, oder?". Das wiederum führt beim Patienten zu einer erstaunten Reaktion: „Das war ein Zäpfchen? Ach so ... hab ich runtergeschluckt."

Bei so einem Fall könnte man jetzt vielleicht sagen, dass nicht jeder Patient ein Zäpfchen auch als Zäpfchen erkennt, dass wir letztlich also zumindest so etwas wie eine Mitschuld an der Sache haben. Aber ein verschlucktes Zäpfchen ist nicht das einzige Missgeschick, das bei der Kombination aus Patient und Medikament passieren kann. Es gibt zum Beispiel

Schmerzmedikamente beziehungsweise Schmerztabletten, die wir den Patienten in ihrer Verpackung geben. Die Tablette befindet sich also in einer Hülle, dem sogenannten Blister. Das machen wir unter anderem, damit wir bei Patienten, die oft mehrere Medikamente verabreicht bekommen, immer wissen, welches Medikament sich in welcher Verpackung befindet. Aber immer wieder kommt es vor, dass die Patienten ihre Tabletten nicht erst auspacken, sondern sie samt der Plastikverpackung runterschlucken. Gerade bei wichtigen Medikamenten bedeutet das dann, dass das Medikament eine Wirkung von Null-Komma-Null hat. Der Körper kann Plastik nicht verdauen, also bleibt das Medikament in seiner Verpackung, bis es auf die eine oder andere Weise wieder den Körper verlässt. Manchmal haben die Patienten Glück und erbrechen das verschluckte Medikament zusammen mit der Plastikhülle. Es kann aber auch dazu kommen, dass ein Ultraschall gemacht werden muss, um herauszufinden, wo sich diese Plastikhülle mit dem Medikament im Körper befindet.

Problematisch ist das Ganze auch, weil wir einfach nicht wissen, was die Patienten tatsächlich gemacht haben. Wir wissen also nicht, ob die Kunststoffhülle noch intakt ist, oder ob der Patient vielleicht doch reingebissen und sie beschädigt hat, sodass das Medikament trotzdem im Körper aufgelöst wird. Das heißt, wir können nicht einfach noch eine weitere Tablette verabreichen, weil die erste vielleicht doch schon wirkt.

Und übrigens, die Patienten, denen so etwas passiert, sind in der Regel gar nicht desorientiert. Es handelt sich meistens um ganz normale Menschen, die eigentlich klar denken können, aber trotzdem solche Fehler begehen. Es gibt auch Patientinnen, die ihre Zäpfchen zwar nicht schlucken, sondern sie vaginal statt anal anwenden. Kleiner Tipp für alle Leserinnen: Auch das sollte man nicht tun, das ist nicht gut!

JA, WIR WASCHEN – WEIL WIR ES KÖNNEN

Noch einmal kurz zurück zum Thema waschen: Wenn es darum geht, dass wir Patienten waschen, also ihnen quasi den Hintern putzen, müssen wir immer auch berücksichtigen, dass es viele verschiedene Arten von Patienten gibt. Es gibt zum Beispiel sehr alte Patienten, die sich kaum oder gar nicht bewegen können. Sie liegen also praktisch die ganze Zeit regungslos in ihren Betten. Je länger jedoch ein Mensch auf einem Körperteil liegt, desto schlechter ist die Sauerstoffversorgung in diesem Bereich. Das kann letztlich dazu führen, dass das Gewebe abstirbt. Und genau das wiederum ist ein wichtiger Faktor, der nicht vergessen werden darf, wenn es darum geht, Patienten zu waschen. Wir sehen dabei, ob die Haut in Ordnung ist und ob es Verletzungen gibt. Möglicherweise benötigen wir eine Wechseldruckmatratze, um den Druck entsprechend zu regulieren und bestimmte Körperregionen zu entlasten.

Außerdem ist das Waschen oder Gewaschenwerden auch eine basale Stimulation, also ein Reiz, den Menschen benötigen, die den ganzen Tag im Bett liegen – sie benötigen ihn, um gesund zu werden. Denn der Mensch ist nicht nur ein Körper, sondern auch Seele und Geist und hat Bedürfnisse, die erfüllt werden müssen, um gesund zu sein. Berührung gehört dazu.

Aber noch einmal zurück zum eigentlichen Waschen: Beim Waschen bemerken wir auch, ob ein Patient Schmerzen hat. Selbst wenn dieser Patient nicht mehr reden kann, spüren wir, wie er auf unsere Handlungen reagiert, ob er vielleicht wegen etwaiger Schmerzen das Gesicht verzieht.

Außerdem bewegen wir beim Waschen auch die Gelenke und können daher feststellen, ob sie versteifen. Das kann bedeuten, dass wir möglicherweise mit mehr Physiotherapie arbeiten müssen.

All das müssen wir anschließend natürlich auch dokumentieren. Wir halten also fest, wie der Hautzustand ist, wie es um den Allgemeinzustand des Patienten steht, ob der Patient unter Schmerzen leidet, wie sich die Atmung anhört und so weiter und so fort. Das Waschen oder das, was die Menschen als Hinternabwischen abtun, liefert also wichtige Hinweise, die für das weitere Wohlergehen und die Genesung des Patienten wertvoll sind.

Sicher, jeder Mensch kann sich waschen oder sollte es zumindest können und auch tatsächlich auch tun. Doch das professionelle Waschen von Patienten, bei dem es gleichzeitig um vielfältige und am Ende des Tages sehr wichtige Beobachtungen rund um die Gesundheit eines Menschen geht, ist etwas ganz anderes. Nicht jeder kann einfach so diese Aufgabe übernehmen.

Und genau deshalb raste ich regelrecht aus, wenn Leute sagen: „Du willst nur Pfleger sein? Warum studierst du nicht und wirst ein richtiger Arzt?" Ich wiederhole es gerne noch mal: Was wir tun, ist wichtig. Unser Berufsstand verdient endlich Respekt von der Gesellschaft. Der Arzt, der oft regelrecht auf ein Podest gehoben wird, kann im Grunde gar nichts tun, wenn er nicht von uns über den aktuellen Zustand des Patienten informiert wird. Der Arzt muss sich auf uns verlassen können, er muss sich sicher sein, dass wir ihm die richtigen Werte liefern, damit er entsprechend handeln kann.

Ich wasche dich – du wäschst mich?

Ich habe bereits ausführlich darüber gesprochen, wie wichtig es ist, dass wir Patienten waschen, um ihren Körper und den Zustand der Haut zu prüfen. Es gibt aber auch Situationen, in denen wir die Patienten nicht nur waschen, sondern auch dazu ermutigen, selbst beim Waschen mitzumachen. In solchen Fällen stülpen wir ihnen also einen Waschhandschuh über und los geht's.

Eines Tages wusch ich eine ältere Patientin und war völlig in meine Arbeit vertieft, als ich plötzlich etwas Kaltes auf meinem Arm spürte. Gleichzeitig hörte ich die Patientin sagen, dass das nicht in Ordnung sei, wo ich mich herumgetrieben hätte. Wahrscheinlich hat sie mich mit ihrem Enkel verwechselt, aber das war letztlich unwichtig. Denn vor allem ging es darum, dass sie an meinem Arm Verfärbungen bemerkte, die ihr seltsam vorkamen und die sie nun mit dem Waschlappen versuchte zu beseitigen. Was sie jedoch nicht wusste, war der Umstand, dass es sich bei den merkwürdigen Verfärbungen auf meinem Arm um Tätowierungen handelte, die sich selbst mit größter Anstrengung nicht mit einem Waschlappen entfernen lassen. Ich versuchte der Patientin zu erklären, dass es sich um Tattoos handelt, dass die Farbe in der Haut ist, und dass Wasser sie nicht entfernen kann. Die Patientin ließ sich jedoch nicht davon abbringen, es weiter zu versuchen. Natürlich ohne Erfolg

KAPITEL 2

Allgemein-medizin

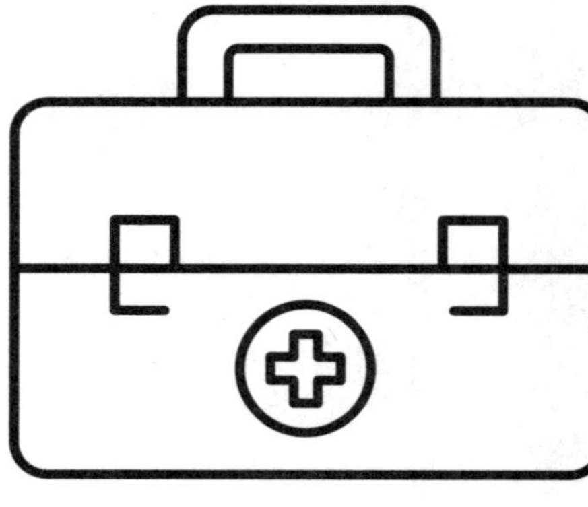

MEIN WEG: WIE ALLES BEGANN

Bevor ich jetzt noch tiefer in das Thema Pflege und all die damit verbundenen Probleme eintauche, möchte ich erst einmal erzählen, wie alles angefangen hat und warum ich diesen Weg eingeschlagen habe. Letztlich begann alles mit meiner Großmutter. Meine Oma ist Chirurgin und hat mir schon als Kind eine Menge über Medizin und den Krankenhausalltag erzählt, was mich total fasziniert hat. Da ich außerdem viel Zeit mit meiner Oma verbracht habe, hat das sicherlich einen großen Einfluss auf mich gehabt.

Dazu kommt noch, dass ich schon als Kind immer anders war als all die anderen Kinder. Denn einerseits hat mich eben die Medizin fasziniert, andererseits habe ich Zeit mit meiner Oma verbracht, und dann hatte ich auch wenig Interesse an typischen Jungsaktivitäten. Das führte einerseits dazu, dass ich an der Schule gemobbt wurde und das Gefühl hatte, nichts wert zu sein, dass ich nichts auf die Reihe kriege. Andererseits hat das auch frühzeitig den Wunsch in mir geweckt, etwas zu verändern und die Welt auf irgendeine Art und Weise besser zu machen. Eine Welt, in der alle nett zueinander sind und jeder Mensch so akzeptiert wird, wie er ist – auch wenn er nicht der Mehrheit entspricht. Letztlich wollte ich mich für die Menschen stark machen, die so waren wie ich, die gemobbt wurden und sich alleine fühlten.

Ein Ergebnis dieser Gedanken war, dass ich schon als Kind immer in der Nachbarschaft meines Elternhauses unterwegs war. Zu dieser Zeit lebten dort viele ältere Menschen, denen ich meine Hilfe angeboten habe. Ich habe also für die Nachbarn den Rasen gemäht, Kühe auf Bauernhöfen gemolken und so weiter und so fort. Auf jeden Fall war das ein großer Teil meiner Welt. Und diese Welt bestand eben größtenteils darin, dass ich nicht so viel Zeit mit Gleichaltrigen verbracht habe, sondern eher mit älteren Menschen.

All das hat letztlich dazu geführt, dass mein jüngeres Ich auf die Idee kam, dass ich für ältere und hilfsbedürftige Menschen eine Menge tun konnte. Und dass diese Menschen auch sehr dankbar dafür sind. Und hier kommt meine Oma wieder ins Spiel. Sie hatte nämlich maßgeblich dazu beigetragen, dass ich nach dem Schulabschluss mein Freiwilliges Soziales Jahr machte – und zwar in einem Altenheim. Dieses Jahr war megaschön, und während dieser Zeit habe ich gemerkt, dass ich wirklich gebraucht werde, dass meine Arbeit wertgeschätzt wird – und dass ich verdammt noch mal etwas draufhabe, etwas, das wichtig ist und das mir auch Spaß macht.

Schließlich kam eins zum anderen und ich habe eine Ausbildung als Altenpfleger begonnen, die ich allerdings nicht beendet habe. Denn schon recht bald habe ich mich umentschieden und eine Ausbildung zum Krankenpfleger angefangen. Der Grund dafür war vor allem der Wunsch, mehr medizinisches Wissen zu erlangen. Rückblickend muss ich sagen, dass die Entscheidung für die Ausbildung in der Altenpflege nicht wirklich gut durchdacht war. Ehrlich gesagt habe ich damals mein Freiwilliges Soziales Jahr in einem Altenheim absolviert, und als das Jahr zu Ende ging, haben mich die Heimverantwortlichen angesprochen: „Wir sind mit deiner Arbeit sehr zufrieden. Wie wäre es, wenn du bleibst und eine Ausbildung machst?" Und ich dachte mir, warum nicht? Es war alles so einfach – ich konnte dort bleiben, wo ich war, und praktisch genauso weiterarbeiten wie zuvor. Außerdem war es schön, mit den älteren Menschen zu arbeiten. Nur kam es dann zu dem Punkt, an dem ich realisiert habe, dass ich mehr wollte. Ich wollte nicht nur den Älteren helfen und mit ihnen arbeiten. Ich wollte auch mit anderen Menschen arbeiten, verschiedene Krankheitsbilder kennenlernen und sehen, wie man damit umgeht.

Dazu möchte ich noch eines sagen: Die Altenpflege ist wichtig, sie ist von unschätzbarem Wert! Altenpfleger sind essenziell, sie sind wertvoll! Hier soll nichts und niemand kleingeredet werden, das ist absolut nicht meine Absicht. Aber ganz persönlich war die Altenpflege am Ende einfach nicht das, was ich mir für meine Zukunft vorgestellt habe.

In diesem Zusammenhang muss ich gestehen, dass dabei auch eine Fernsehserie eine gewisse Rolle gespielt hat. Ich liebe „Grey's Anatomy". Für die wenigen Menschen da draußen, die noch nie etwas von der Serie gehört haben, hier eine kurze Erklärung: Es handelt sich um eine amerikanische Fernsehserie, die in einem fiktiven Krankenhaus in Seattle spielt. Im Mittelpunkt stehen die junge Ärztin Meredith Grey und ihre Kollegen. Natürlich dreht sich die Serie auch um den Alltag in so einer großen Klinik. Gestartet ist die Serie im Jahr 2005, mittlerweile wurden 19 Staffeln ausgestrahlt. „Grey's Anatomy" wurde mit zahlreichen Preisen wie Grammys und Golden Globes ausgezeichnet.

Mich aber faszinierte neben den ganzen Beziehungen der Hauptcharaktere vor allem der Krankenhausalltag. Der Alltag, zu dem viel Stress gehört. Es gibt schwierige Operationen, Notfälle – all das, was in einem Altenheim so gut wie gar nicht vorkommt. Anders ausgedrückt: Ich wollte einfach mehr. Ich hatte diesen Wunsch nach mehr. Und dieser Wunsch führte letztlich dazu, meine Ausbildung in der Altenpflege abzubrechen und eine Ausbildung als Krankenpfleger zu beginnen.

Um Missverständnisse zu vermeiden, möchte ich zunächst erklären, wie sich diese Ausbildungen voneinander unterscheiden. In der Ausbildung zum Altenpfleger fokussiert man sich – Überraschung! – vor allem auf ältere Menschen. Im Rahmen der Ausbildung ist unter anderem Demenz ein wichtiges Thema, da es darum geht, ältere Menschen bis zu ihrem Lebensende zu begleiten und ihnen ihre verbleibende Zeit so angenehm wie möglich zu gestalten.

Im Rahmen der Ausbildung lernt man viel über die Anatomie des Menschen sowie verschiedene Krankheitsbilder und Medikationen. Es gibt also viele Gemeinsamkeiten in der Alten- und Krankenpflege – doch es gibt auch große Unterschiede. Einer der größten Unterschiede besteht meiner Meinung nach in der Vielfalt der Aufgaben. Als Krankenpfleger konzentriert man sich nicht nur auf alte Menschen, sondern auf Menschen aller Altersgruppen. Themen wie Geburtshilfe, Kinderkrankenpflege und die Pflege älterer Menschen sind hier ebenfalls relevant. Man lernt also ein wesentlich breiteres Spektrum kennen. Ein weiterer Unterschied besteht darin, dass man in der Krankenpflege die Patienten nicht bis zum Ende ihres Lebens betreut. Stattdessen kehren sie wieder zurück in ihr gewohntes Leben und setzen es hoffentlich ohne Einschränkungen fort. Natürlich ist es in einem Altenheim ebenfalls so, dass es darum geht, Krankheiten zu verhüten, Krankheiten vorzubeugen, sodass zum Beispiel keine Gelenke versteifen oder Hautprobleme auftreten. Aber in der Altenpflege liegt der Fokus nicht so stark auf der Heilung von Krankheiten wie in der Krankenpflege. Inzwischen hat sich in Bezug auf die Ausbildung allerdings etwas Grundlegendes verändert: Heutzutage gibt es eine neue Ausbildung zum Pflegefachmann oder zur Pflegefachfrau, die alle Bereiche abdeckt, einschließlich Kinder-, Alten- und Krankenpflege.

In diesem Zusammenhang möchte ich noch eine weitere Sache erwähnen. Ich habe bereits von meiner Großmutter erzählt, davon, dass sie Chirurgin war, und von unserer besonderen Beziehung, die schon seit meiner Kindheit bestand. Überraschenderweise wurde ich immer wieder von Menschen gefragt, ob ich nicht lieber Medizin studieren und Arzt werden wollte, anstatt mich mit einer Ausbildung zum Krankenpfleger zufriedenzugeben. Wobei das nicht der wirklich überraschende Punkt ist. Viel erstaunlicher war, dass meine Großmutter nicht zu diesen Personen gehörte. Sie hat mich nie gedrängt oder beeinflusst, in Richtung eines Medizinstudiums zu gehen. Einer der Gründe dafür war, dass sie selbst am besten wusste, wie stressig die Arbeit als Arzt sein kann. Sie wusste auch nicht, ob es mir wirklich gefallen würde. Das hängt auch damit zusammen, dass sie mich bereits als Kind als sehr sensibel kennengelernt hatte und wusste, dass meine Sensibilität ein fester Bestandteil meiner Persönlichkeit bleiben würde. Daher hat sie nicht versucht, mich davon abzubringen, sondern hat mich immer wieder gefragt, ob ich mir sicher bin – sowohl in Bezug auf die Ausbildung in der Krankenpflege als auch auf ein Medizinstudium. Sie erkundigte sich immer wieder danach, was ich in meiner Ausbildung gerade machte, ob es mir immer noch gefiel und ob ich immer noch sicher war, dass dies der richtige Weg für mich sei. Meine Antwort war immer die gleiche – dass es mir wirklich gut gefällt, dass das genau der richtige Weg für mich ist. Von da an stand sie immer hinter mir und ermutigte mich auf meinem beruflichen Weg. Bis heute ist es zum Beispiel bei großen Familientreffen so, dass meine Oma und ich immer über medizinische Themen reden, dabei mit Fachbegriffen regelrecht um uns werfen, die der Rest der Familie natürlich nicht versteht. Dazu muss ich auch noch sagen, dass meine Großmutter mittlerweile aus dem aktiven Dienst ausgeschieden und im Ruhestand ist. Daher betrachtet sie mich wahrscheinlich auch als Mittel, um auf dem Laufenden zu bleiben. Etwa wenn es um die Frage geht, wie Behandlungen sich verändert haben, oder ob bestimmte Behandlungen immer noch so durchgeführt werden wie früher. Für den Rest der Familie ist dies immer ein Zeichen dafür, dass sie uns einfach reden lassen – da der Rest der Familie von all diesen medizinischen Themen überhaupt nichts versteht.

Meine Großmutter und ich können außerdem am Esstisch über Themen reden, die andere während des Essens meiden würden. Für uns ist es selbstverständlich, da wir während unserer Arbeit bereits ganz andere Dinge erlebt haben. Es ist also ganz normal für uns, über irgendwelche Ausscheidungen zu sprechen, was für meine Eltern wiederum ein Unding ist.

Obwohl meine Großmutter mittlerweile im Ruhestand ist, erinnert mich das auch daran, welch einen langen und mühsamen Weg sie gehen musste. Oma stammt ursprünglich aus Russland, wo sie als Chirurgin gearbeitet hat. Später dann – noch vor meiner Zeit – kam sie mit ihren Kindern nach Deutschland und bemühte sich auch hier, eine entsprechende Anstellung zu bekommen, die ihren Fähigkeiten entspricht. Das war jedoch kein einfacher Weg. Und genau hier komme ich ins Spiel, da ich zu diesem Zeitpunkt bereits existierte. Der Legende nach befand sich der kleine Metin mit seiner Oma in einem Jobcenter, spielte dort an den Computern herum und druckte versehentlich etwas aus. Auf diesem Ausdruck war dann zur allgemeinen Überraschung etwas von einem Stellenangebot für eine Ärztin zu lesen – eine Ärztin in einer JVA, also einer Justizvollzugsanstalt. Und meine Großmutter hat tatsächlich dort angefangen zu arbeiten. In der Familie erzählt man seitdem, dass ich ihr den Job besorgt hätte, beziehungsweise meine Großmutter ihre Karriere in Deutschland eigentlich mir zu verdanken habe.

Und für diejenigen, die sich jetzt über den russischen Teil meiner Familie wundern – keine Sorge, ich kläre das auf. Aber ich muss warnen, es wird ein bisschen kompliziert. Der Teil meiner Familie, der damals in Russland lebte, stammte ursprünglich aus Deutschland, aber sie wanderten eben nach Russland aus. Meine Urgroßmutter – also Omas Mama – hatte jedoch immer den Wunsch geäußert, dass die Familie irgendwann nach Deutschland zurückkehren sollte, und das ist schließlich auch geschehen.

Okay, nun aber zurück zum Thema: meine Ausbildung beziehungsweise mein Weg zum Krankenpfleger. Also, ich habe zuerst mein Freiwilliges Soziales Jahr gemacht und dann meine Ausbildung zum Altenpfleger begonnen. Ich habe diese Ausbildung nicht abgebrochen, sondern das erste Jahr erfolgreich abgeschlossen. Anschließend habe ich die Ausbildung zum Altenpflegehelfer gemacht. Nach einem Jahr hatte man die Möglichkeit, freiwillig eine Prüfung abzulegen und bei erfolgreichem Abschluss als Altenpfleger anerkannt zu werden. Danach konnte man dann in das zweite Lehrjahr einsteigen. Aber ich habe das erste Lehrjahr absolviert, das kleine Examen als Pflegehelfer abgelegt und bin dann schließlich in die Krankenpfleger-Ausbildung gegangen. Diese Ausbildung dauerte noch einmal drei Jahre.

Das Krankenhaus, in dem ich meine Ausbildung absolviert habe, war eine Psychiatrie. Die Schule, die mit dem Klinikum verbunden war, war jedoch eine ganz normale Krankenpflegeschule. Der einzige Unterschied zu der Ausbildung an anderen Kliniken bestand darin, dass wir einen zusätzlichen Einsatz in der Psychiatrie hatten. Ansonsten verlief der Rest der Ausbildung größtenteils komplett identisch. Das bedeutet, dass ich in der Intensivstation und auch in der Notaufnahme gearbeitet habe. Ich war auf der Chirurgie, der Gynäkologie, ich war zweimal auf einer Kinderstation, ich war auch auf der Kinder- und Jugendpsychiatrie. Ich habe letztlich viele

Fachbereiche kennengelernt, was aber nicht zuletzt auch daran lag, dass ich schlicht gesagt voll Bock darauf hatte. Ich war sogar einer der Ersten, der so viele Fachbereiche sehen durfte, weil ich mich so stark dafür eingesetzt habe. Ich habe förmlich darum gebettelt, all diese Bereiche sehen zu dürfen. Ich wollte unbedingt auf einer Intensivstation arbeiten, ich wollte unbedingt in der Notaufnahme sein. Dass es letztlich geklappt hat, lag nicht zuletzt daran, dass ich immer wieder um diese Möglichkeiten gebeten und regelrecht gebettelt habe.

Nach meinem Examen begann ich meine Karriere zunächst in einer Kinderklinik. Zuerst arbeitete ich in der Kinder-Notaufnahme und anschließend wechselte ich in die Kinder-Intensivstation. Dazu muss auch noch gesagt werden, dass dieser Weg von relativ wenigen Pflegekräften eingeschlagen wird. Denn dass jemand direkt nach dem Examen in die Kinderkrankenpflege geht, das ist einerseits die Ausnahme, andererseits war genau das früher auch gar nicht erlaubt. Eigentlich plante ich nach meinem Examen ohnehin noch ein Jahr Ausbildung dranzuhängen, um den Kinderkrankenpfleger zu machen. Die Klinik, in der ich damals arbeitete, meinte allerdings, dass dies gar nicht notwendig sei und man mich auch ohne diese zusätzliche oder erweiterte Ausbildung nehmen würde.

Wie dem auch sei: Ich begann also in der Kinderklinik zu arbeiten, musste mich jedoch in meiner Freizeit zu Hause weiterbilden.

Der Einsatz auf der Kinder-Intensivstation war für mich sehr interessant, aber auch anstrengend. Als grundsätzlich sensibler Mensch konnte ich es teilweise kaum ertragen, wie es den Kindern auf der Intensivstation ging. Es war belastend.

Eierkram

Wer nicht weiß, was ein Toilettenstuhl ist, hat vermutlich noch nie einen benötigt. Was gut ist! Tatsächlich ist ein Toilettenstuhl so etwas wie eine mobile Toilette. Sie dient in bestimmten Situationen dazu, die Privatsphäre des Menschen zu schützen und das Schamgefühl zu verringern. Auf den ersten Blick ähnelt das Gerät einem gewöhnlichen Stuhl, ist jedoch meist mit Rädern ausgestattet. Statt einer durchgehenden Sitzfläche besitzt der Toilettenstuhl in der Mitte ein großes Loch. Unterhalb der Sitzfläche befinden sich Schienen, unter die eine Bettpfanne oder ein Eimerchen geschoben werden kann. Erst in Kombination mit dem Stuhl, dem Loch und der Bettpfanne, wird der Toilettenstuhl zu einer vollständigen Einheit, auf der erledigt werden kann, was sonst auf der Toilette im Badezimmer erledigt wird.

Manchmal handhaben wir den Stuhl allerdings etwas anders: Wir setzen den Patienten auf die Sitzfläche, lassen zunächst aber die Bettpfanne weg. Anschließend schieben wir den Patienten auf dem Stuhl ins Badezimmer und dort auf die eigentliche Toilette. Soll heißen: Patient bleibt auf dem Stuhl sitzen, der dann über die Toilettenschüssel geschoben wird, wo Patient dann auch macht, was er normalerweise auf der Toilette macht.

Gerade bei älteren männlichen Patienten kommt es jedoch häufig vor, dass die Schwerkraft gewinnt. Das äußert sich vor allem darin, dass die Hoden immer größer und der Hodensack immer länger wird.

In einer speziellen Situation wurde es problematisch, als eine Pflegeschülerin einen Patienten auf dem Toilettenstuhl ins

Bad und dort über die fest installierte Toilette geschoben hat. Den Rest wird sich nun vermutlich jeder denken können, ich erzähle trotzdem, wie die Sache ausging: Der Patient wurde mit dem Stuhl auf die Toilette geschoben, die Hoden baumelten durch das Loch des Stuhls und wurden schließlich zwischen Toilettenstuhl und installierter Toilette eingeklemmt. Im gleichen Moment erschütterte ein gellender Schrei des Patienten die Station, während gleichzeitig die vollkommen überraschte Schwesternschülerin um Hilfe rief, da sie nicht wusste, warum der Patient plötzlich so laut aufschrie. Der Patient wiederum wiederholte immer wieder „Mein Ho-den! Mein Ho-den!", was die Schülerin noch mehr verwirrte, da es hier um einen Toilettengang und nicht um irgendwelche Ho-den ging. Schließlich erkannte man, was geschehen war. Das Ende vom Lied: Zum Glück ist nichts Schlimmes passiert, die Hoden haben die Sache überstanden und der Patient erholte sich schnell von Schrecken und Schmerzen. Eierkram halt.

ALLTAG VS. GREY'S ANATOMY

Die meisten Menschen beziehen ihre Meinung über die Pflege aus dem Fernsehen, zum Beispiel aus Serien wie Grey's Anatomy oder Doktor House. Diese Serien zeigen jedoch nur einen Teil der Realität, nämlich jenen, der die Zuschauer vor den Bildschirmen fesselt. In der Realität erleben wir nicht täglich diese krassen Notfälle, über die wir später noch unseren Enkelkindern erzählen können. Stattdessen haben wir Dienste, die einfach nur voller Arbeit sind, weil das Team aus nur zwei Pflegekräften besteht, die für 30 Patienten zuständig sind. Das bedeutet natürlich auch eine große Verantwortung. Und für diese Verantwortung, die wir tatsächlich tragen, werden wir letztlich viel zu schlecht bezahlt. Und mit Verantwortung meine ich am Ende das Gesamtpaket, um das wir uns kümmern müssen. Zu diesem Gesamtpaket zählt natürlich auch das Popo-Wischen, es zählt dazu, dafür zu sorgen, dass die Patienten bequem liegen, dass sie ihre Medikamente erhalten, dass wir sie trösten, wenn sie mal traurig sind oder sich unwohl fühlen. Aber es geht auch darum, mit den Patienten Spaß zu haben, wenn es ihnen besser geht. Und dann ist da immer wieder auch diese Wechselwirkung zwischen all dem. Gerade war ich noch in einem Zimmer und habe mit einem Patienten Spaß gemacht, aber dann verlasse ich das Zimmer und weiß, dass in zwei anderen Zimmern noch Patienten liegen, die noch während meines Dienstes sterben werden. Das heißt, dass wir mental binnen kürzester Zeit komplett umschalten müssen. Gerade haben wir noch gelacht, aber jetzt gehen wir in ein anderes Zimmer und halten die Hände des Patienten. Wir sagen ihnen, dass sie es bald geschafft haben, dass bald alles vorbei sein wird. Denn auch wenn man weiß, dass die Patienten gar nicht mehr bei Bewusstsein sind, will man ihnen die Zeit so angenehm wie möglich machen und mit ihnen sprechen, falls irgendetwas in ihnen doch noch etwas mitbekommt. Dazu gehört auch das Konzept der basalen Stimulation oder in diesem Fall die Aromapflege. Wir verwenden duftende Öle oder cremende Lotionen, um die Menschen zu pflegen. Wir achten darauf, dass auch oder gerade die letzten Stunden so schön wie möglich verlaufen, innerhalb der Grenzen, die uns gegeben sind.

All das ist etwas, das die Menschen oft nicht realisieren. Es ist ein ständiges Wechselspiel, bei dem es nicht immer um Leben oder Tod geht. Auf der einen Seite haben wir Notfälle, auf der anderen Seite beschwert sich ein Patient, weil er keine Banane hat, während ein anderer Patient sich einfach nur über die Unbequemlichkeit seines Kissens beschwert. Dieses ständige Auf und Ab der Emotionen und Anforderungen stellt eine enorme körperliche und auch psychische Belastung dar, mit der wir uns jeden Tag aufs Neue auseinandersetzen müssen. Wir müssen uns täglich der Tatsache stellen, dass wir an keinem Tag wirklich wissen, was der Tag für uns bereithält.

Anklopfen – immer und überall anklopfen

Anklopfen gehört für uns zum Alltag, wir in der Pflege klopfen eigentlich den ganzen Tag an. Wenn wir in ein Zimmer gehen, dann klopfen wir natürlich an. Immer und überall wird angeklopft. Das führt dann allerdings dazu, dass wir mit dem Klopfen nicht einfach aufhören können, wenn wir Feierabend haben. Ich kenne es von mir selber, dass ich an meine eigene Haustür klopfe, wenn ich heimkomme. Ich klopfe auch an die Toilettentür und ich klopfe sogar an den Kühlschrank, bevor ich ihn öffne. Wenn ich überarbeitet bin und tagsüber auf der Arbeit viel telefoniert habe, kann es auch vorkommen, dass ich mich in meiner Freizeit an meinem eigenen Handy mit „Station fünf, Pfleger Metin" melde.

DAS IST DOCH DER VON TIKTOK!

In der Pflege zu arbeiten und gleichzeitig Erfolg auf Social Media zu haben, bringt immer wieder sehr unterschiedliche Erlebnisse mit sich. Zum einen gibt es natürlich Situationen, in denen ich dieser bekannte TikTok-Pfleger bin. Dann muss ich zum Beispiel einfach mal auf einer Station vorbeischauen, weil die jungen Patienten unbedingt den Pfleger von TikTok sehen wollen. Oder eine Mutter ist außer sich vor Begeisterung, weil ihr Kind nun von diesem TikTok-Pfleger versorgt wird.

Aber es gibt auch die andere Seite. Als ich anfing, diese Videos zu machen, gab es natürlich auch einige Schwestern, die tuschelten und sich darüber lustig machten, was diese Videos eigentlich darstellen sollten. Sie fanden es letztlich einfach nur peinlich. Zu dieser Zeit hatte ich gerade mein Examen absolviert und befand mich nun auf der Intensivstation in der Einarbeitungsphase. Was natürlich auch bedeutete: Ich war noch neu auf der Intensivstation und noch recht neu im Beruf – und natürlich habe auch ich Fehler gemacht. Die Reaktion darauf war häufig einfach nur gehässig. Es hieß zum Beispiel, ich solle einfach weniger TikTok-Videos drehen, dann würde ich auch weniger Fehler machen. Das alles wurde bald regelrecht bösartig, man hat mich regelrecht abfällig behandelt und jeden meiner Fehler anderen weitererzählt. Die Videos wurden sogar an die Pflegedienstleitung geschickt, um zu zeigen, was der Metin denn so Peinliches macht. Aber gerade das ging nach hinten los: Die Pflegedienstleitung nämlich fand meine Videos gut und meinte außerdem, dass so etwas sogar förderlich für die Pflege im Allgemeinen sei.

Daraufhin entstand dann unter anderem die Idee, auch andere Kollegen in die Videos miteinzubinden, um auf diese Weise weitere Mitarbeiter für die Klinik gewinnen zu können. Was leider nicht wirklich funktionierte: Die Kollegen, die ich für das Projekt gewinnen wollte, schauten mich häufig auch nur schief von der Seite an und fragten, was das Ganze eigentlich sollte. Sie meinten, das hier sei immer noch ein Krankenhaus und kein Kasperltheater. Es gab viele böse und abwertende Kommentare. Und immer wieder wurde hinter meinem Rücken geredet, wurden Dinge behauptet, die nachweislich nicht stimmten.

Dazu kam noch, dass ich zu dieser Zeit zwei recht arbeitsintensive Frühchen zu versorgen hatte. Und arbeitsintensiv bedeutet, dass ich im Grunde acht Stunden am Tag an diesen beiden Inkubatoren zu stehen hatte. Trotzdem wurde ich schließlich gefragt, ob ich auch noch ein drittes Kind übernehmen könne. Um zu verhindern, dass weiterhin hinter meinem Rücken gelästert wurde und man den Eindruck hatte, ich würde nichts leisten – stimmte ich zu.

Das dritte Kind kam schließlich, es wurde beatmet, hatte unzählige Perfusoren, also Dosierpumpen, angeschlossen. Natürlich habe ich dann Hilfe angefordert, die mir auch zugesichert wurde. Kurz darauf kamen tatsächlich einige Kollegen vorbei, haben etwas getan, sind dann aber schnell wieder verschwunden.

Um die Geschichte abzukürzen: Ich hatte extrem viel zu tun, ich war extrem gefordert. Doch gleichzeitig wurde hinter meinem Rücken bereits dafür gesorgt, dass meine Vorgesetzten davon erfuhren.

Allerdings ging dieser Schuss nach hinten los. Die Stationsleitung fragte nämlich ungläubig, ob es tatsächlich stimmt, dass man dem frisch examinierten Krankenpfleger Metin drei Patienten aufs Auge gedrückt hatte.

Letztlich war das der Punkt, an dem ich realisierte, dass es so nicht weitergehen konnte. Einerseits wusste ich die Pflegedienstleitung hinter mir, andererseits wusste ich auch, dass es Kollegen gab, die jeden vermeintlichen oder tatsächlichen Fehler von mir aufbauschen und den Vorgesetzten melden würden. Also habe ich gekündigt. Ich ging jeden Tag mit Bauchschmerzen zur Arbeit, weinte zu Hause und fühlte mich durch das ständige Beobachten der Kollegen so verunsichert, dass ich tatsächlich Fehler machte, die ich sonst sicher niemals gemacht hätte. Was auch für die Patienten hätte gefährlich werden können. Seitdem ich diesen Entschluss gefasst habe, seitdem ich gegangen bin, wurde tatsächlich alles besser.

Ich steh auf Porno – Venenporno!

Jeder Mensch ist anders, sagt man. Und man sagt es, weil es ja auch der Wahrheit entspricht. Jeder Mensch ist ein Individuum, das sich von den anderen Menschen unterscheidet. Das trifft natürlich auch auf uns Pflegekräfte zu. Doch es gibt auch etwas, das uns als Gruppe verbindet und uns von anderen Menschen unterscheidet. Dieses Phänomen wird oft als „Venenporno" bezeichnet. Wir alle haben nämlich eine Vorliebe für gut sichtbare, dicke und pralle Venen bei Patienten. Haben wir einen Patienten mit exakt solchen Venen vor uns, dann haben wir alle dieses eine Bedürfnis: Wir wollen diesem Patienten Blut abnehmen.

Diese Faszination beschränkt sich nicht nur auf den Umgang mit den Patienten. Ich persönlich kenne das etwa auch vom Dating. Wenn ich mich mit jemandem neuen treffe, achte ich ebenfalls auf die Venen dieser Person. Und wenn ich dann bei diesem Menschen ebenfalls diese beeindruckenden Venen entdecke, habe ich sofort das Bedürfnis, ihm Blut abnehmen und mit der Nadel in diese Venen stechen zu wollen.

KAPITEL 3

Personal-bereich

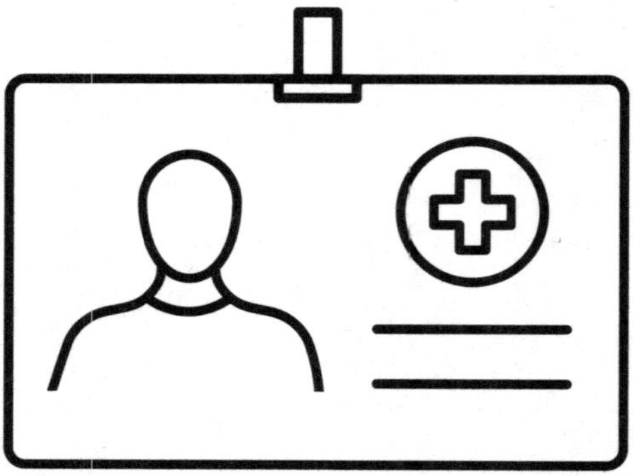

BITTE BEGRÜSSEN SIE: SCHWESTER USCHI UND SCHWESTER RABIATA

So, jetzt wird es Zeit, euch ein paar Personen vorzustellen, die in diesem Buch immer wieder auftauchen werden. Wir Pflegekräfte haben zwar Gemeinsamkeiten, es gibt aber auf der anderen Seite auch viele unterschiedliche Persönlichkeiten. Da haben wir zum Beispiel den Typ Pflegekraft, den ich gerne als Schwester Uschi bezeichne. Sie verkörpert sozusagen die gute Seele des Krankenhauses. Diese Uschi ist lieb, sie ist gut zu allen – und sie macht tatsächlich das, was der Patient verlangt. Klingt erst mal nett, oder? Aber hier liegt der Haken: Uschi und ihresgleichen sorgen dafür, dass der Patient ein weiteres Stück seiner Selbstständigkeit verliert. Denn eigentlich sollte ein Patient nach dem Verlassen des Krankenhauses seinen Alltag wieder vollständig allein bewerkstelligen können. Doch wenn wir ihm ständig diese kleinen Tätigkeiten abnehmen und ihm immer wieder Hilfestellung geben, dann verliert dieser Patient am Ende seine Fähigkeiten.

Ein weiterer Gegenpol zu Schwester Uschi ist Schwester Rabiata, die dem Patienten unmissverständlich klarmacht, dass er gefälligst seine Körperhygiene selbst erledigen soll. Das führt nicht nur zu Konflikten mit den Patienten, sondern auch zu unnötigen Auseinandersetzungen zwischen den beiden Seiten der Pflegemedaille.

Ich selbst versuche in solchen Fällen einen Mittelweg zu finden. Ich bleibe immer höflich und nett, aber gleichzeitig bestimmt in der Sache. Zum Beispiel, wenn mich ein Patient um eine Tasse Kaffee bittet, weise ich höflich, aber bestimmt auf die Existenz der Patienten- oder Kaffeeküche hin. Ich mache klar, dass ein mobiler Patient sich seinen Kaffee dort selbst holen kann.

Bei der Körperpflege, wenn ich also bei einem Patienten im Einsatz bin, versuche ich es so zu regeln, dass der Patient alles selbst erledigt, wozu er körperlich in der Lage ist. Denn meiner Überzeugung nach hilft ihm das weit mehr, als wenn ich ihm jeden Handgriff abnehme, obwohl es realistisch betrachtet gar nicht notwendig ist.

Ich bin also eine Art Zwischending zwischen Rabiata und Uschi. Ehrlicherweise muss ich aber auch sagen, dass es immer wieder Situationen oder Patienten gibt, die mich an meine Grenze bringen und bei denen ich schon mal unwirsch reagiere. Etwa wenn ein Patient nach mir klingelt und ich dann ins Zimmer komme, nur um zu hören, dass ich doch bitte das Licht ausschalten soll. In solchen Fällen kann ich schon mal etwas pampig werden, und antworte etwa, dass man für das Lichtausschalten nicht klingeln muss, denn das Betätigen des Lichtschalters ist keinesfalls ein Notfall. Eine Notfallklingel ist eben keine Serviceklingel, was manche Patienten immer noch nicht ganz verstanden haben.

Es gibt wirklich immer wieder Fälle, bei denen es fast unmöglich ist, nicht pampig zu reagieren. Etwa wenn es heißt, ein Patient habe auf dem Zimmer geraucht, was absolut verboten ist. Wenn ich den Patienten darauf anspreche, kommt die Antwort oft in der Art: „Beweisen Sie doch bitte erst einmal, dass ich auf dem Zimmer geraucht habe!" – und das, obwohl der ganze Raum immer noch nach Zigarettenqualm stinkt.

Diagnose: Logorrhoe

Es gibt Patienten, die gerne reden. Und es gibt Patienten, die gerne sehr viel reden. Und dann gibt es Patienten, die sehr gerne sehr viel reden und dabei zu keinem Ende finden. Das bedeutet, dass ich manchmal auf einem Zimmer mit einer Patientin festhänge, die mir ihre ganze Lebensgeschichte erzählen will, inklusive der Geschichten aller Familienmitglieder bis zum Urururur-Großvater. Und während sie in ihrer endlosen Erzählung gefangen ist, überlege ich verzweifelt, wie ich aus diesem Gespräch wieder herauskomme. Ich will Patienten gegenüber natürlich nicht unhöflich sein, aber es gibt auch noch andere Aufgaben, die auf mich warten. Speziell für solche Fälle haben wir Pflegekräfte einen Trick entwickelt.

Bevor wir uns also zu einer solchen Patientin oder einem Patienten begeben, informieren wir unsere Kollegen darüber, dass wir gleich das Zimmer betreten, in dem jemand unter einer schlimmen Logorrhoe leidet. Wobei der Begriff natürlich von der Diarrhoe abgeleitet ist und so etwas wie Sprechdurchfall bedeutet. Wir geben also Bescheid, dass sie uns auf dem Diensthandy anrufen oder schlicht in das Zimmer kommen sollen, falls wir nach etwa fünf Minuten noch nicht zurück sind. Wir bitten die Kollegen, auf einen Notfall hinzuweisen, bei dem wir dringend gebraucht würden. Das gibt uns die perfekte Ausrede, um zu sagen, dass wir die Erzählung zwar höchst interessant finden, aber nun gezwungen sind, woanders dringend gebraucht zu werden.

Ein anderer Trick in ähnlicher Situation ist die LuFu, die Lungenfunktionsprüfung. Da befinde ich mich also in einem Zimmer mit einem Patienten, und plötzlich erscheint ein Kollege oder eine Kollegin und weist mich darauf hin, dass ich dringend zur

Lufu benötigt werde, also zur Lungenfunktionsprüfung. Was tatsächlich aber nichts anderes bedeutet, als dass wir eine kleine Zigarettenpause einlegen wollen.

Alternativ zur Lufu haben wir noch die Pneumonie-Prophylaxe im Ärmel. Hinter der tatsächlichen Pneumonie-Prophylaxe verbirgt sich eine wichtige Maßnahme, um Patienten vor gefährlichen Lungenentzündungen zu schützen. Wenden wir den Begriff allerdings untereinander an, dann bedeutet er auch hier wieder nichts anderes, als dass wir eine Rauchpause einlegen wollen.

Manchmal wird es auch eine Spur gemeiner. In der Notaufnahme tauchen immer wieder Patienten auf, die wegen absoluten Nichtigkeiten dort erscheinen. Und wenn es um einen solchen Patienten geht, dann reden wir schon mal davon, dass wieder jemand mit einem Flatus Zerebralis unterwegs ist – das ist lateinisch und bedeutet nichts anderes als Gehirnfurz.

WIE RABIATA RABIAT WURDE

Rabiata – manche von uns schätzen sie, manche fürchten sie. Doch immer wieder fragen wir uns auch, wie Rabiata denn so rabiat geworden ist, was dazu geführt hat, dass sie nach außen hin vor allem Härte zeigt.

Ich persönlich bin der Überzeugung, dass Rabiata anfangs aus Überzeugung in die Pflege gegangen ist, weil sie diesen Beruf wirklich liebt. Doch inzwischen ist Rabiata schon seit vielen Jahren, seit Jahrzehnten in diesem Job. In all diesen Jahren hat sie so viel Leid gesehen, so viele menschliche Schicksale erlebt und mit so vielen Ärzten Stress gehabt. Sie hat im Allgemeinen über die Jahre so viel mitbekommen, dass sie an einen Punkt gelangte, an dem sie sich selbst vor all dem schützen und in gewissem Maße auch abgrenzen musste, um nicht in ein schwarzes Loch gesogen zu werden. Sie hat bei diesem Versuch, sich zu schützen, letztlich dann eine Art Mauer zwischen sich und der Welt aufgebaut, die sie im Krankenhausalltag umgibt. Diese Mauer hat jedoch zur Folge, dass sie eine Trennwand zwischen sich und ihrer eigenen Gefühlswelt bildete. Dadurch wirkt sie heute einfach nur noch eiskalt, oder zumindest scheint es so. Andererseits könnte Rabiata ihren Job heute gar nicht mehr ausüben, wenn sie immer noch so empathisch wäre, wie sie es am Anfang war.

Außerdem ist Rabiata eine Art wandelndes medizinisches Lexikon. Denn sie hat in all den Jahren nicht nur Erfahrungen gemacht und gelernt, wie sie mit schwierigen Situationen umgehen kann, sondern sie hat auch ein enormes Wissen angesammelt. Ihr Wissen ist so umfangreich, dass sie teilweise mehr weiß, als es bei den Ärzten mit ihren jahrelangen Universitätsstudien der Fall ist. Rabiata ist daher auch die Einzige, die den Ärzten mal richtig den Marsch blasen kann. Sie weiß genau, was zu tun ist, und die Ärzte sind sich dessen bewusst. Deshalb versuchen sie nicht einmal mehr, einer Schwester Rabiata zu widersprechen, weil allein der Versuch schon als gescheitert gelten kann.

Letztlich ist Rabiata eine Person, die im Kern immer noch gut ist und auch Gutes will. Nur vergisst sie nach all den Jahren in ihrem Beruf immer wieder einmal, dass es sich um Menschen handelt, mit denen sie spricht.

Wer sich aber mit den Ecken und Kanten einer Rabiata anfreundet oder sie zumindest als gegeben akzeptiert, kann viel von dieser erfahrenen Schwester lernen, denn im ganz Krankenhausbetrieb gibt es nur wenige, die in Bezug auf das Wissen einer Schwester Rabiata mithalten können. Dabei sollte man jedoch immer bedenken, dass sie eine sehr spezielle Art und Weise haben kann, mit der sie ihr Wissen weitergibt. Sie kann den Nachwuchs schon mal in die Schranken weisen, indem sie ihm sagt, dass Lehrjahre keine Herrenjahre sind. Was im Klartext bedeutet: Mund halten und tun, was dir gesagt wird. Es kann aber auch vorkommen, dass diese Rabiata aufgrund ihrer Fülle an Erfahrungen, Veränderungen oder Modernisierungen ablehnt. Weil: Das haben wir schon immer so gemacht!

Und manchmal sorgt Rabiata auf gänzlich unerwartete Art und Weise für Überraschung. Denn grundsätzlich hat sich ihre Umgebung daran gewöhnt, dass diese Schwester eben eher rabiat ist, dass sie über die Jahre viele Emotionen hinter sich gelassen oder regelrecht abgeschliffen hat, um im Klinikalltag überhaupt überleben zu können. Trotzdem kommt es immer wieder einmal vor, dass sich gerade eine Schwester Rabiata für ihre Patienten einsetzt. Sie setzt sich lautstark und vehement für ihre Patienten ein, auch gegenüber den Ärzten.

Wenig später kann es jedoch wieder vorkommen, dass sie Patienten anfährt und ihnen sagt, sie sollen sich mal nicht so anstellen oder sich selbst helfen – weil sie es können, wenn sie nicht so faul wären.

Zusammengefasst lässt sich sagen, dass Schwester Rabiata sicher nicht jedem zusagt, dass manche vielleicht sogar Angst vor ihr haben. Doch eine Schwester Rabiata ist in jedem Krankenhaus und jeder Klinik letztlich unverzichtbar. Gerade sie hat einen Plan und weiß, was in welcher Situation zu tun ist. Manchmal schlägt sie sicherlich über die Stränge und verhält sich unsensibel. Diese Unsensibilität zeigt sich vor allem im Umgang mit Auszubildenden. Auszubildende haben logischerweise noch wenig Erfahrung im Klinikalltag und haben in der Regel auch noch nicht so viel Erfahrung im Umgang mit verschiedenen Menschen gesammelt. Daher haben vor allem Auszubildende immer wieder Schwierigkeiten, mit der Art einer Schwester Rabiata klarzukommen. Dies wird besonders deutlich, wenn ein Patient verstirbt. Das ist etwas, das viele Auszubildende überfordert, mit dem sie nicht umzugehen wissen. Doch Schwester Rabiata ist in solchen Momenten nicht die einfühlsame und erfahrene Person, die junge Kollegen schonend mit der Situation vertraut macht. Rabiata ist vielmehr diejenige, die einem sagt: „Damit musst du klarkommen, wenn du in der Pflege arbeiten willst", was die Situation nicht gerade entschärft. Vielmehr sind es solche Aussagen, mit denen sich eine Schwester Rabiata schließlich selbst und auch dem Rest des Teams im Weg steht. Wie bereits mehrfach gesagt, benötigen wir in der Pflege mehr

Personal und daher auch immer wieder neue Auszubildende. Nur wird diesen Azubis die Lust am Job schnell vergehen, wenn sie eine Rabiata pöbeln hören, die ihnen außerdem noch zu verstehen gibt, dass sie am besten nach Hause gehen sollen, wenn sie den Anblick eines Toten nicht ertragen können. Und wenn immer wieder neue Auszubildende auf ähnliche Weise verheizt werden, dann stehen wir irgendwann wirklich vor der Situation, dass niemand mehr diesen Job ausüben will – was ganz sicher auch nicht im Sinne einer Schwester Rabiata wäre.

Wenn ich von Schwester Rabiata erzähle, wird das in meinen TikTok-Videos mittlerweile zu einer Art Running Gag. Die Menschen glauben dann zu wissen, wer und wie diese Person ist, die ich als Rabiata beschreibe. Dabei wird allerdings eines vergessen: Es gibt nicht die eine oder den einen Typus der Schwester Rabiata, es gibt eine ganze Reihe von Rabiatas. Jede von ihnen hat einen unterschiedlichen Weg eingeschlagen, der sie am Ende zu einer Rabiata gemacht hat, und selbst dieses „Endprodukt" Rabiata unterscheidet sich dann wieder voneinander.

Eine ganz andere Rabiata ist beispielsweise diejenige Schwester, die sich immer noch für die Klinik und die Patienten aufopfert. Diese Rabiata ist quasi rund um die Uhr erreichbar und scheint gefühlt sieben Tage die Woche zu arbeiten. Doch so empathisch sich ein Begriff wie aufopfernd auch anhört, so wenig empathisch ist diese Rabiata in der Realität. Ihr geht es nämlich längst nicht mehr um die realen Empfindungen, sondern darum, dass alles genau nach ihren Vorstellungen abläuft. Denn natürlich, auch diese Rabiata ist inzwischen eine sehr erfahrene Person und weiß in den meisten Fällen, was zu tun ist. Nur hat diese Rabiata längst keine Lust mehr, all ihre Vorschläge oder Anordnungen erst einmal mit anderen durchzudiskutieren. Rabiata weiß, oder glaubt zumindest, dass sie weiß, was zu tun ist. Und aus diesem Grund setzt sie nun alles daran, dieses Wissen in die Tat umzusetzen.

Dabei denkt Rabiata allerdings immer aus der Perspektive der Pflegekraft. Ihr Hauptanliegen ist es, die Patienten aus Sicht der Pflegekraft möglichst umfassend zu versorgen. Wobei damit ausschließlich die medizinische Versorgung gemeint ist. Denn – und das ist letztlich der Kern dieser Rabiata-Form – wie es den Patienten damit geht, was die Patienten dabei empfinden, ist ihr egal. Sie würde nicht einmal auf die Idee kommen, darüber nachzudenken.

Das gilt jedoch nicht nur für die Patienten, sondern auch für ihre Kollegen. Auch hier denkt Rabiata nicht darüber nach, was ihre Kollegen empfinden. Es geht vor allem und nahezu ausschließlich darum, dass die Kollegen Rabiatas Pläne und Vorschläge möglichst zeitnah und perfekt in die Tat umsetzen.

Insgesamt sorgt diese Schwester Rabiata dafür, dass nach außen hin der Eindruck einer perfekt funktionierenden Station entsteht. Sie achtet darauf, dass die Kollegen alles sauber halten, dass sich niemand über Schmutz oder Nachlässigkeit beklagen kann. Und natürlich werden die Patienten versorgt und die Mitarbeiter professionell eingesetzt. Sie wissen, was zu tun ist und tun es, nicht zuletzt, um Auseinandersetzungen mit Schwester Rabiata zu vermeiden oder deren Zorn auf sich zu ziehen. Und genau das ist am Ende das eigentliche Problem dieser Form von Schwester Rabiata: Sie erschafft etwas, das nach außen hin richtig und vielleicht sogar nahezu perfekt wirkt. Doch dieses Bild wird von einer gefühls- und herzlosen Pflegemaschine erschaffen. Dabei ist das Herz ebenso wichtig, wenn nicht sogar wichtiger als ein detaillierter Einsatzplan oder ein perfekt gereinigter Bodenbelag. Die Pflege betrachtet den Menschen als ganzheitliche, biopsychosoziale, Einheit, während sich der Arzt auf die biologischen Aspekte konzentriert, die es zu reparieren gilt.

Die bereits erwähnte Schwester Uschi stellt eine Art Gegenentwurf zu all den Rabiatas dar. Während unserer Ausbildung hat sie uns Pflegekräfte quasi an die Hand genommen, uns alles gezeigt und geduldig erklärt. Und Uschi ist natürlich auch niemand, der genervt auf Patienten reagiert und sie zurechtweist. Stattdessen hat Uschi immer ein liebes Wort für die Patienten, geht liebevoll mit ihnen um und hört sich deren Sorgen an. Nicht weil sie es muss, sondern weil sie es möchte – sie ist einfach ein Mensch, der genau so funktioniert.

Das mag zu schön klingen, um wahr zu sein. Doch tatsächlich ist Schwester Uschi real, wir finden sie immer wieder in Krankenhäusern und in der Pflege. Es gibt sicherlich einige Uschis, aber es gibt meiner Meinung nach nicht genug von ihnen. Gerade Uschi ist eine Person, von der wir in der Pflege noch viel mehr benötigen.

Denn Uschi ist in vielerlei Hinsicht eine besondere Person. Auch sie erlebt natürlich das teilweise schlimme Leiden der Patienten, kennt die Zustände auf den Stationen, und ist sich der Personalnot bewusst. Doch irgendwo in Uschi steckt etwas, das einen unaufhörlichen Strom an Optimismus an die Oberfläche zu pumpen scheint. Denn Uschi ist diejenige, die bestimmt und mit einem Lächeln darauf beharrt, dass man das alles schon irgendwie hinbekommen wird. Bei allem Negativen wirkt Uschi immer noch enthusiastisch und sie reißt damit natürlich auch ihr Team mit.

Was am Ende auch zu der Frage führt, wie eine Uschi das schafft. Und wie Uschi es schafft, nicht auf den Weg der Abhärtung abzuschweifen, auf dem all die Rabiatas bereits unterwegs sind. Eine wirklich perfekte und zweifelsfrei richtige Antwort darauf gibt es vermutlich nicht. Denn dass Uschi und Rabiata so unterschiedlich geworden sind, beruht vermutlich auf einer Vielzahl von kleinen oder auf den ersten Blick fast zweitrangigen Faktoren, die ihre Leben bestimmten.

Dazu gehört beispielsweise die Frage, wie ein Mensch aufgewachsen ist. Eine liebevolle und fürsorgliche Kindheit prägt eine Person sicher ebenso wie eine strengere und weniger warmherzige Umgebung. Hinzu kommen wohl auch grundlegende Persönlichkeitsmerkmale, die dazu führen, dass manche Menschen besser mit Stress und Leid umgehen können als andere. Aber letztlich geht es in diesem Buch ja auch nicht um die Psychologie der Pflegekraft. Deshalb überlasse ich die Analyse all der Rabiatas und Uschis besser jenen, die sich wirklich mit dieser Thematik auskennen.

Harry? Wer bitte schön ist Harry?

Schwester Rabiata und Schwester Uschi haben wir mittlerweile kennengelernt. Aber unter den Pflegekräften gibt es noch eine ganze Reihe weiterer typischer Fälle. Einer davon ist für mich immer Pfleger Harry. Harry ist jemand, der immer betont locker drauf ist. So ein Harry hat gerne auch einen entsprechenden Dialekt, kommt vielleicht aus Berlin. Harry geht regelmäßig in die Zimmer und scherzt mit den Patienten, besonders mit den Patientinnen, und spricht sie mit „Hey, Puppe" oder einem augenzwinkernden „Liegste wieder im Bett wie ein Fragezeichen?" an, egal welchen Alters. Dieser Harry ist meist schon einige Jahre in seinem Job, hat sich trotzdem diese Lockerheit bewahrt. Allerdings vergisst Harry gerne auch mal den Ernst der Lage oder verdrängt, dass gerade viel zu tun ist. Das sind dann die Momente, in denen Harry auch mal nerven kann. Auf der anderen Seite brauchen wir Harry alle, denn er bringt uns mit seiner unbeschwerten Art wieder runter, von den Stimmungen, in die uns der tägliche Stress gebracht hat.

IRGENDWANN IST IMMER DAS ERSTE MAL

Wenn in diesem Buch etwa von Rabiata oder auch von Uschi die Rede ist, spricht man über erfahrene Pflegekräfte. Doch jede Schwester und jeder Pfleger hat irgendwann einmal als Neuling angefangen, für jede und jeden von uns gab es ein erstes Mal. Auch die erste Begegnung mit einem Notfall war dabei. Wenn Rabiata oder Uschi es mit einem Notfall zu tun haben, dann ist es für sie quasi das Normalste der Welt. Sie haben solche Situationen schon unzählige Male erlebt und müssen letztlich nur ihre Routinen abspulen, das tun, was sie schon oft erfolgreich getan haben.

Ganz anders sieht es bei den Schwestern aus, die neu eingestellt sind. Sie handeln nicht nach Schema F oder einer bestimmten Routine, da sie diese noch gar nicht haben. Oftmals laufen sie wie aufgescheuchte Hühner umher, weil sie einfach noch nicht wissen, was sie tun sollen.

Nehmen wir die Reanimation als Beispiel: Die erste Reanimation ist für jeden schlicht und einfach eine Katastrophe. Man ist überfordert, hat keine Ahnung, was wirklich zu tun ist. Denn auch wenn in der Theorie alles schon einmal behandelt wurde, sieht die Realität immer ganz anders aus. Die zweite Reanimation läuft schon deutlich besser ab. Man hat zumindest schon einmal mitbekommen, was zu tun ist und wie die erfahrenen Kollegen vorgehen. Erst nach der fünften oder sechsten Reanimation werden die Abläufe zur Routine und man hat ein Gefühl dafür, wie es geht.

Wobei es immer auch darauf ankommt, in welchen Abständen solche Reanimationen vorkommen – ob etwa Tage oder vielmehr Monate zwischen den Fällen liegen. Auch der Erfolg der Reanimationen ist nicht unwichtig.

Ich erinnere mich an einen Fall aus einer Kinderklinik. Damals hatte eine frisch examinierte Schwester eine Reanimation durchzuführen – etwas, das sie noch nie zuvor getan hatte. Diese Schwester wurde noch während der Reanimation von einer Ärztin regelrecht angeschrien. Die Ärztin sagte ihr immer wieder, dass sie es falsch mache und dass sie das Kind womöglich umbringe, wenn sie so weitermache. Natürlich war diese Schwester bei ihrer zweiten Reanimation noch sehr unsicher und hatte Angst, Fehler zu machen und ein Menschenleben zu gefährden.

Es gibt also verschiedene Faktoren, die zusammenkommen, insbesondere der Einfluss der Kollegen. Es ist wichtig, ob die Kollegen diejenigen unterstützen, die noch keine Erfahrung haben. Oder ob die Kollegen einem jeden noch so kleinen Fehler vorhalten, ohne dazu beizutragen, dass sich die Neuen sicher fühlen und etwas dazulernen, ohne ständig Angst haben zu müssen.

Gerade wenn von Reanimationen die Rede ist, gibt es immer wieder auch besonders schlimme oder extreme Fälle, die einem nicht mehr aus dem Kopf gehen. Für mich persönlich gilt das für den Fall eines 13-jährigen Mädchens, das wir reanimieren mussten. Dieses Mädchen lag auf der Onkologie und hatte Krebs. Plötzlich gab es einen Notfall auf der Krebsstation, also gingen zwei Kollegen hinunter, um das Mädchen auf die Intensivstation zu holen. Ein Kollege schob das Bett, der andere reanimierte sie. Während dieser Reanimation sind sie dann mit dem Aufzug hochgefahren. Als sie auf der Station ankamen, mussten wir anderen Kollegen ebenfalls bei der Reanimation helfen. Soll heißen: Auch ich musste reanimieren. Während der Reanimation war für mich der Rest der Welt ausgeblendet, ich habe mich ausschließlich auf die Reanimation fokussiert. Ich war während dieser Zeit vollkommen emotionslos, weil ich mich so konzentriert habe. Erst danach überkam mich das Entsetzen. Letztlich konnten wir das Kind tatsächlich retten, es wurde anschließend beatmet. Später habe ich das Kind, das während dieser Zeit intubiert war, rund eine Woche lang täglich versorgt. Besonders ist mir bei diesem Fall auch in Erinnerung geblieben, als die Eltern auf die Station kamen und ich miterleben musste, wie diese Eltern weinten und schrien. Leider ist dieses Mädchen später verstorben.

Es gibt noch einen anderen Fall der mir in Erinnerung geblieben ist. Auch hier handelte es sich um eine Reanimation eines Kindes, in diesem Fall war es allerdings ein Kind, das versucht hatte, sich umzubringen. Das Mädchen war damals etwa 14 Jahre alt. Während der Reanimation konnten wir die vielen Narben an ihren Armen sehen, die Stellen, an denen sie sich zuvor immer wieder in die Haut geschnitten hatte. Noch während wir mit der Reanimation beschäftigt waren, erschien die Mutter des Mädchens. Zusätzlich mussten wir das Mädchen mit ihrem Bett in einen anderen Bereich der Kinderklinik transportieren. Wieder also schob eine Person das Bett, während eine andere auf dem Bett hockte und die Reanimation durchführte. Weil aber die Klinik architektonisch ungewöhnlich angelegt ist, mussten wir während der Reanimation und des Transports quer durch die Kinderklinik fahren. Dadurch konnten alle Kinder, Patienten und Angehörigen uns dabei zusehen, wie ein Bett mit einem Kind an ihnen vorbeirollt, das gerade reanimiert wurde. Während dieser Zeit lief auch die Mutter hinter dem Bett her. Schließlich schoben wir das Bett in einen Transportwagen –

und genau an diesem Punkt brach die Mutter zusammen. Leider hat auch dieses Mädchen nicht überlebt.

All das sind natürlich ausgesprochen traurige Momente. Noch trauriger wird es jedoch, wenn es sich um Säuglinge oder Frühchen handelt. Zum Beispiel, wenn ein so winziges Wesen verstirbt und danach in den Verabschiedungsraum gebracht wird. In solchen Situationen begleiten wir die Eltern in den Raum, damit sie dort Abschied nehmen können. Das Schreckliche dabei ist einerseits der Tod des noch sehr kleinen Kindes. Aber traurig ist auch noch etwas anderes: Man bringt die Eltern in diesen Raum, man verlässt den Raum und schließt die Tür hinter sich – doch selbst von außen hört man das Schreien und Weinen der Eltern. Auch diese Momente werden mir sicherlich nie mehr aus dem Kopf gehen.

KAPITEL 4

Kinderklinik

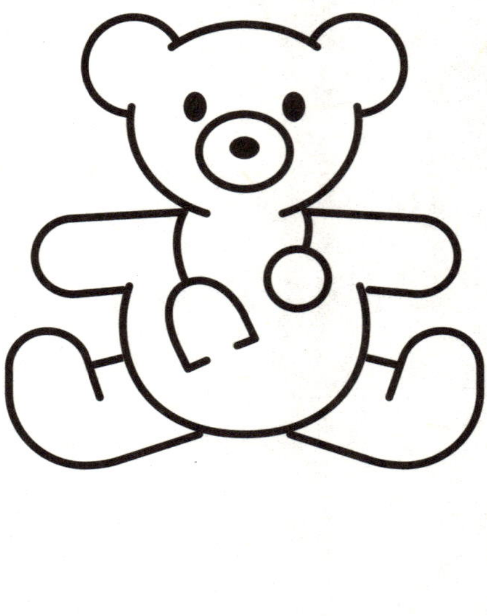

HUSTEN, SCHNUPFEN – TOT. DAS MÄDCHEN, DAS ICH NIE VERGESSEN WERDE.

Natürlich ist es immer schlimm, wenn Kinder krank sind oder wenn sie sogar auf der Intensivstation liegen müssen. Das ist sicher richtig, und jeder einzelne Fall ist auf seine Weise berührend. Doch unter den vielen Fällen, mit denen man konfrontiert wird, gibt es immer wieder auch einige wenige, die auf besondere Weise im Gedächtnis bleiben. In meinem Fall gehört dazu die Geschichte eines damals 14-jährigen Mädchens. Sie kam mit Grippe-Symptomen in unsere Klinik – Husten, Schnupfen, Fieber – und es ging ihr relativ schlecht. Aber sie konnte sich ausdrücken, sodass wir gemeinsam während ihrer Wartezeit sogar Englisch geübt haben. Dazu muss ich auch noch sagen, dass es an dieser Klinik so war, dass wir als Pfleger Erstkontakt hatten. Wir haben das Kind also mit ins Behandlungszimmer genommen, haben Vitalzeichen gemessen, eine Anamnese durchgeführt und schließlich alles dokumentiert. Außerdem mussten wir einschätzen, wie dringend das Kind ärztliche Hilfe benötigte. Es ging darum, festzustellen, wie schlecht es dem Kind tatsächlich ging – ob ein Arzt innerhalb von zehn Minuten kommen musste oder ob eine halbe Stunde ausreichend war.

Ich hatte das Kind als relativ krank eingestuft und entsprechend triagiert – was bedeutet, dass ein Arzt relativ schnell benötigt wurde. Das war jedoch nicht nur meine persönliche Einschätzung, letztlich waren alle Pflegekräfte davon überzeugt, dass das Mädchen in der Klinik aufgenommen werden müsse. Das Kind konnte zwar noch ganz normal laufen, aber es war deutlich erkennbar, dass da etwas nicht stimmte, dass das Kind ernsthaft krank war. Alle Anzeichen ähnelten denen einer Grippe, aber alles war irgendwie schlimmer und intensiver als bei einer gewöhnlichen Grippe.

Schließlich führte der Assistenzarzt eine Rücksprache mit dem Oberarzt, der wiederum der Meinung war, dass das Kind nicht aufgenommen werden müsse. Das Mädchen sei 14 Jahre alt, es habe eine Grippe und solle einfach nach Hause ins Bett gehen – dann werde schon alles wieder gut.

Das Kind wurde also nicht aufgenommen, obwohl wir Pflegekräfte der Überzeugung waren, dass es hätte aufgenommen werden müssen. Aber auch an jenem Tag endete meine Schicht irgendwann und ich ging nach Hause. Später erfuhr ich dann, dass das Mädchen noch am selben Tag erneut mit einem Rettungswagen eingeliefert wurde, da sich ihr Zustand verschlechtert hatte. Schließlich wurde das Kind tatsächlich aufgenommen und es stellte sich heraus, dass das Mädchen unter einer Meningokokken-Sepsis litt. Kurz zur Erklärung: Meningokokken sind Bakterien, die zum Beispiel durch Husten oder Niesen von Mensch zu Mensch übertragen werden. Eine Meningokokken-Erkrankung ist grundsätzlich sehr selten, kann jedoch in zwei Dritteln der Fälle zu einer Hirnhautentzündung und in einem Drittel der Fälle zu einer Blutvergiftung führen – beides kann binnen weniger Stunden lebensbedrohlich werden. Babys und Kleinkinder sind besonders gefährdet, da ihr Immunsystem noch nicht vollständig ausgereift ist, aber auch für Jugendliche und junge Erwachsene besteht immer noch ein erhöhtes Risiko. In Deutschland sterben noch heute zehn Prozent aller Meningokokken-Patienten.

Damit war also endgültig klar, dass es sich bei dem Kind um eine weitaus schwerwiegendere Erkrankung als eine Grippe handelte. Schließlich kam es dazu, dass ich das Kind, mit dem ich noch wenige Monate zuvor Englisch geübt hatte, auf der Intensivstation versorgen musste: Es konnte nicht mehr sprechen, nicht mehr laufen, nicht mehr essen – es konnte gar nichts mehr. Der Grund dafür war, dass die Infektion zu spät diagnostiziert wurde, wodurch eine wirksame Therapie nicht mehr möglich war.

Insgesamt habe ich das Mädchen drei Tage lang auf der Intensivstation betreut. Am dritten Tag bereitete ich die Infusionen und Perfusoren vor, während ich gleichzeitig auf dem Monitor beobachtete, dass das Herz langsamer schlug und immer noch langsamer wurde. Natürlich löste dies den Alarm aus, ich rief nach den Ärzten, die auch kamen. Ich erklärte ihnen, was geschehen war und teilte ihnen auch mit, dass ich der Patientin noch keine Medikamente verabreicht hatte.

Während das Herz immer langsamer schlug, verschlechterte sich auch die Atmung des Kindes. Es wurde bradykard, die Herzfrequenz sank auf weniger als 60 Schläge pro Minute und die Sauerstoffsättigung fiel ebenfalls ab. Daher wurde kontrolliert, ob der Tubus verstopft war. Es wurde also erst mal Schleim abgesaugt, um herauszufinden, ob irgendetwas die Atmung blockiert – was nicht der Fall war. Gleichzeitig wurde die Patientin immer bradykarder, ihr Herz schlug also immer langsamer.

Zusätzlich traurig war dieser Fall aufgrund der Tatsache, dass die Mutter des Mädchens eigentlich immer den ganzen Tag bei ihrer Tochter war. An diesem Tag allerdings war sie zehn Minuten, bevor all das geschah, kurz nach Hause gefahren, um etwas zu holen. Wir haben sie angerufen und ihr gesagt, dass sie schnell zurückkehren solle, da es sein könne, dass es nun bald zu Ende gehe. Das Kind ist tatsächlich gestorben – zwei Minuten bevor die Mutter zurückkehrte.

Das ist herzzerreißend, das ist traurig, aber leider nicht ungewöhnlich. Wir in der Pflege sagen immer, dass manche Patienten warten, bis die Angehörigen gehen, um sterben zu können. Das Kind, mal völlig abgesehen von allen gesundheitlichen Fakten, wollte vielleicht einfach nicht, dass die Mutter den Sterbeprozess miterleben musste.

Ich selbst war vollkommen fertig. Denn ich war der erste Pfleger, als sie damals mit den vermeintlichen Grippeerscheinungen in die Klinik kam, und ich war der letzte, der sie auf der Intensivstation betreute. Auch ich habe die ein oder andere Träne verdrückt. Die Mutter bedankte sich trotz des schlimmen Endes bei mir, wir haben uns sogar umarmt. Nach und nach trafen dann weitere Angehörige des verstorbenen Mädchens ein. Wir alle saßen dann gemeinsam auf dem Bett des Kindes, die Eltern haben Geschichten erzählt, wie das Mädchen war, als eine solche Infektion oder ein so frühes Lebensende noch undenkbar waren. Wir saßen da, lachten sogar und hielten ihre Hand. Trotz der schrecklichen Realität war es ein schöner Moment.

STIMMEN AUS DER PFLEGE

“

Anja B., **Gesundheits- und Krankenpflegerin:** *Ich habe letztes Jahr die Pflege verlassen, weil ich die Zustände in der Klinik nicht mehr ertragen konnte. Zuletzt habe ich auf der Palliativ-Station gearbeitet und das auch sehr gerne, eigentlich. Allerdings mussten dort zuletzt fast täglich Menschen allein und unter Ängsten sterben, weil ich mich nicht in zwölf Teile aufteilen konnte. Ich war immer alleine – zuständig für zwölf schwerstkranke und im Sterben liegende Menschen.*

”

“

Julia B., **examinierte Altenpflegerin:** *Ich würde mir wünschen, dass die Politik nicht nur über Veränderungen redet, sondern auch endlich etwas grundlegend ändert. Der Personalmangel und der Personalschlüssel sind eine Katastrophe!*

”

“

Luisa-Marie V., **Auszubildende zur Pflegefachkraft:** *Ich würde mir wünschen, endlich für die Arbeit, die wir leisten, wertgeschätzt zu werden. Und vor allem: bessere Rahmenbedingungen für einen Beruf, den fast jeder mindestens einmal in seinem Leben brauchen wird.*

”

“

Victoria M., **Gesundheits- und Krankenpflegerin:** *Ich bin kurz davor, die Pflege aufzugeben. Ich habe jetzt zwei Kinder und mein Arbeitgeber kommt nicht auf mich zu, was flexiblere Arbeitszeiten angeht. Mein Freund arbeitet in Schichten und das ist schwer genug. Wenn wir beide in Schichten arbeiten, sind wir auf Fremdbetreuung angewiesen. Ich will das nicht mehr. Ich liebe meinen Beruf, aber ich liebe meine Familie mehr.*

”

“

Janine A., **Auszubildende zur Pflegefachkraft:** *Viele meiner Mitschüler – und auch ich – fühlen sich einfach ausgenutzt und leer. Wir schuften wie ausgelernte Kräfte und werden schlecht vergütet. Viele haben die Ausbildung bereits abgebrochen, weil sie einfach nicht mehr können.*

”

“

Kristin, Praxisanleiterin Pflege:
Wir müssen jetzt für uns und all die künftigen Generationen an Pfleger:innen unseren Berufsstand gegen die Piraterie des Gesundheitssystems verteidigen. Wir sind es wert, Widerstand zu leisten. Und wir sind es wert, so viel zu verdienen wie in der Industrie, wir sind es auch wert, besser Arbeitsbedingungen zu haben.

”

“

Julia T., Fach-, Gesundheits- und Kinderkrankenpflegerin für neonatologische und pädiatrische Intensivpflege:
Ich würde mir wünschen, dass wir gesehen und wertgeschätzt werden. Außerdem würde ich mir wünschen, dass die Bezahlung an unsere Verantwortung angepasst wird. Wir sollten den Patienten wieder als Menschen betrachten – beziehungsweise in meinem Fall vor allem als Kinder – denen man mit Würde und Zeit für Pflege und Begleitung begegnen sollte.

”

KINDER WISSEN NICHT, WAS TOD IST – ERWACHSENE SCHON

Während meiner Zeit auf der Kinder-Intensivstation gab es viele schlimme Momente, die mich auch nach dem Dienst begleiteten, die ich quasi mit nach Hause nahm. Ich konnte einfach nicht mehr wirklich abschalten, konnte all das nicht hinter mir lassen. Bei den Erwachsenen ist mir das noch gelungen, doch bei den Kindern gelang es mir nicht mehr.

Denn grundsätzlich ist es so, dass Erwachsene zumindest eine vage Ahnung haben, was mit ihnen gerade geschieht. Genau das ist bei den Kindern noch nicht der Fall. Erwachsene sind daher in einem Krankenhaus häufig auch trauriger, sie machen sich viel mehr Gedanken darüber, wie es weitergeht, wie die Zukunft mit oder nach einer Krankheit aussehen wird. Bei einer Krebserkrankung zum Beispiel kommen Erwachsene daher auch weniger gut zurecht.

In der Kinderkrankenpflege bin ich vielen Kindern begegnet, die Krebs hatten oder an anderen schlimmen Krankheiten litten. Anders als bei den Erwachsenen habe ich dort aber immer noch einen sehr starken Lebenswillen erlebt. Da wurde gespielt, da wurde gelacht. Kinder realisieren ihren tatsächlichen Zustand letztlich nicht so wie es eben Erwachsene tun.

Sie wissen zwar, dass sie im Krankenhaus sind und dass sie krank sind. Sie wissen auch, dass sie Hilfe benötigen. Natürlich haben Kinder auch Angst vor Krankenhäusern, manchmal haben sie Angst vor Ärzten oder Pflegekräften. Doch häufig sind die Eltern der Kinder vor Ort und bauen über die Zeit ein Verhältnis zu uns Pflegekräften auf. Dadurch bewältigen sie ihre Situation ganz anders oder stecken sie einfach viel besser weg als Erwachsene.

Wenn es ganz schlimm um das Kind steht, etwa bei einer Krebserkrankung, dann kommt es natürlich auch darauf an, wie das Thema etwa von den Eltern kommuniziert beziehungsweise erklärt wurde. Aber eigentlich denkt ein Kind gar nicht großartig über den Tod nach. Selbst wenn ein Kind einmal sagt: „Vielleicht muss ich ja wirklich irgendwann sterben", spielt es nach einem Moment wieder weiter.

Wir Erwachsene verbinden etwas mit dem Begriff Tod, wir verbinden damit vor allem, dass mit dem Tod alles vorbei ist. Ein Kind dagegen kann mit dem Begriff in der Regel noch nicht wirklich etwas anfangen, es kann sich nicht vorstellen, was dieser Tod tatsächlich ist, was er bedeutet.

Auf der anderen Seite muss man zu diesem Thema auch sagen, dass es Kinder gibt, die traumatisiert sind, zum Beispiel aufgrund zahlreicher Operationen. Solche Kinder können schnell panische Angst bekommen. Sie wissen, dass jedes Mal, wenn sie durch diese Tür gehen, irgendjemand an ihnen herumhantiert. Es müssen wieder neue Nadeln gelegt werden, das tut weh, es kommt Blut heraus. Sie müssen wieder operiert werden, Medikamente nehmen, und hängen an irgendwelchen Schläuchen.

Dazu gehört natürlich auch die andere Seite, nämlich, was in mir als Pfleger vorgehet, wenn ein Kind nach dem kurzen Gedanken an das Sterben wieder fröhlich weiterspielt, obwohl ich genau weiß, dass der Tod für dieses Kind bald real wird. Solche Momente und dieses Wissen lassen sich kaum beschreiben. So etwas macht mich traurig, so etwas macht mich wütend und ich empfinde auch das Gefühl von Ungerechtigkeit. Ich kann einfach nicht verstehen und will es auch nicht, dass ein Kind so etwas erleben muss, dass ein Kind an einer schweren Krankheit sterben muss. Ein Kind hat niemandem etwas Schlechtes getan, ein Kind sollte sein ganzes Leben noch vor sich haben. Ein Kind kommt unvoreingenommen und tolerant auf die Welt, es liebt so gut wie jeden und hegt keine bösen Absichten – und dennoch muss es solche Leiden durchmachen. Am liebsten würde ich so ein Kind in den Arm nehmen und ihm sagen, dass alles wieder gut wird, dass wir es retten werden. Immer wieder wünsche ich mir, ich könnte diese Kinder durch einfaches Handauflegen heilen. Aber, das wissen wir alle, so einfach ist das Leben nicht. Also bleibt mir und den Pflegekräften nichts anderes übrig, als den kranken Kindern den Klinikaufenthalt so schön wie möglich zu gestalten, sodass das Kind im besten Fall nicht mehr daran denkt, dass etwas mit seinem Leben nicht stimmt.

Noch eine kurze Anmerkung zu dem Wunsch, ein Kind einfach in den Arm nehmen zu wollen. Als Pflegekräfte müssen wir grundsätzlich eine gewisse Distanz zu den Patienten wahren. Wenn jedoch ein Kind auf mich zukommt und seine Arme um mich schlingt, darf ich es natürlich auch in den Arm nehmen. Oder wenn ein Kind nach meiner Hand greift, und zusammen mit mir über die Station gehen will – auch das ist in Ordnung. Anderseits ist es nicht angemessen, wenn ich zum Beispiel von mir aus jedes Kind in den Arm nehme, die Hand eines jeden Kindes greife, um mit ihm durch die Flure zu spazieren. Besonders, wenn ersichtlich ist, dass das Kind dies nicht möchte oder wenn die Eltern dabei sind, und meine Aufmerksamkeit somit nicht gebraucht wird. Letztlich ist es eine Frage der individuellen Einschätzung. Man kann so etwas nicht pauschalisieren. Jedes Kind ist unterschiedlich, jede Situation ist anders.

Immer wieder kommt auch die Frage auf, ob besondere Beziehungen zu den Kindern entstehen, insbesondere, wenn man häufig oder intensiv mit bestimmten Kindern zu tun hat. In solchen Fällen versuche ich in der Regel, solche Verbindungen erst einmal abzublocken.

PATIENTIN, FREUNDIN, KLEINE SCHWESTER

Während meiner Ausbildung gab es einen Fall, an den ich mich bis heute erinnere. Es handelte sich um ein kleines Mädchen, das einen Schlaganfall erlitten hatte und deswegen Schwierigkeiten beim Laufen hatte. Dennoch war sie ein unglaublich lebensfrohes Kind. Mein Ausbildungsziel zu jener Zeit war es, gut mit diesem Kind klarzukommen. Ich sollte ihm helfen, wieder selbstständig zu essen, mit ihr spazieren gehen und Spiele spielen, um herauszufinden, wie es um ihre Koordinationsfähigkeit bestellt ist und zu sehen, ob bestimmte Einschränkungen zurückgehen oder sich verbessern.

Ich habe sie dann ungefähr zwei Wochen lang jeden Tag betreut. In dieser Zeit entwickelte sich zwischen uns eine besondere Verbindung – wir wurden Freunde. Immer wenn ich kam, umarmte sich mich und rief: „Der Metin ist wieder da!" Das führte zu der seltsamen Situation, dass das Mädchen irgendwann tatsächlich zu einer Art kleinen Schwester für mich wurde, während ich gleichzeitig versuchte, das alles nicht zu nahe an mich heranzulassen. Letztlich war es unmöglich, die Distanz aufrechtzuerhalten. Einerseits tat das Kind alles, um diese Distanz aufzulösen, andererseits wurde es von seinen Eltern unterstützt, die es geradezu dazu ermutigten, den Kontakt zu mir zu suchen und aufrechtzuerhalten.

Für einen Pfleger ist es nahezu unmöglich, eine ablehnende Haltung einzunehmen. Zum einen empfindet man als Mensch keine Ablehnung, und zum anderen würde eine solche Haltung das Kind verunsichern und verletzen – was im Widerspruch dazu stünde, das Kind wieder gesund zu pflegen. In diesem Fall ging die Geschichte sogar über den Krankenhausaufenthalt hinaus. Nach den zwei Wochen, in denen ich mich um sie gekümmert habe, wurde das Mädchen entlassen. Bei der Entlassung erhielt ich ein gemaltes Bild, auf dem das Mädchen geschrieben hatte: „Pfleger Metin, ich bin dich verliebt." Daraufhin umarmte mich das Kind noch einmal. Und nein, das ist keine Geschichte von einem „erwachsenen Mann und einem kleinen Mädchen". Es war einfach ein schöner Moment. Er war auch deswegen schön, weil ich zu dem Zeitpunkt schon wusste, dass das Kind höchstwahrscheinlich wieder vollständig gesund und ein hoffentlich langes unbeschwertes Leben führen würde. Ein Leben, in dem das Mädchen sich als junge Frau sicherlich auch zum ersten Mal wirklich verlieben würde.

Wenn es sich jedoch um ein Kind gehandelt hätte, bei dem ich annehmen müsste, dass es bald sterben würde, hätte mich die Situation viel mehr mitgenommen. In diesem Fall hätte ich bestimmt versucht, keine derart enge Bindung zuzulassen.

Die Pralinen sind echt schei**e!

Es gibt in der Pflege Dinge, die selbst erfahrene Pflegekräfte immer wieder überraschen. Und es gibt Dinge, bei denen man sich fragt, wie zum Teufel ein Mensch auf solch eine Idee kommt.

Immer wieder haben wir es in der Pflege mit Patienten zu tun, die dement sind. Manchmal bringen Angehörige diesen Patienten eine Packung Pralinen mit. Die Pralinen werden von den Patienten natürlich mit Genuss gegessen. Nur bleibt es häufig nicht dabei. Es kommt immer wieder vor, dass die Pralinenpackung nicht nur Stück für Stück geleert wird, sondern die Patienten sie auf eine ganz eigene Art und Weise wieder befüllen. Häufig handelt es sich bei den mitgebrachten Pralinen um solche, die einzeln in Papier oder auch Alufolie verpackt sind. Nachdem die Patienten diese Pralinen ausgewickelt und gegessen haben, werfen sie die Verpackung nicht weg, sondern befüllen sie stattdessen wieder – mit ihrem eigenen Stuhlgang. Anschließend legen sie die fein säuberlich verpackte „Praline" wieder in die große Pralinenpackung zurück. Am Anfang hat mich vor allem überrascht, dass es nicht nur einzelne und vielleicht etwas seltsame Patienten waren, die dies taten. Es gibt viele Kliniken und Pflegeheime, in denen Pflegekräfte genau dasselbe schon einmal erlebt haben. Allerdings weiß niemand so wirklich, was dahintersteckt und was demente Patienten dazu bringt, ihren Stuhlgang als Praline zu verpacken. Für uns Pflegekräfte bedeutet das letztlich auch, dass wir sehr vorsichtig sind, wenn uns Patienten Pralinen anbieten.

Ein ähnlicher, aber doch völlig anders gelagerter Fall ist die Situation, in der ältere Patientinnen ihre Schutzhosen – also das, was wir nicht als Windeln bezeichnen – fein säuberlich über die Heizung in ihrem Zimmer hängen, damit sie trocknen können. Sie sind der Meinung, dass man sie danach noch einmal benutzen kann. Natürlich erklären wir den Patientinnen dann immer, dass das nicht notwendig sei, dass wir genügend Schutzhosen auf Lager haben, und dass die benutzten einfach entsorgt werden können.

Falls jetzt jemand den Kopf schüttelt, weil ich hier alte Menschen lächerlich mache, kann ich nur sagen: Ich mache mich nicht lustig! Ich würde mich niemals über Patienten jeden Alters lustig machen! Ich berichte ledidiglich von Situationen aus meinem Alltag, Situationen die ungewöhnlich, bemerkenswert oder einfach nur berichtenswert sind. Jeder Leser dieser Zeilen kann selbst entscheiden, ob er darüber schmunzelt, den Kopf schüttelt oder schnell weiterblättert.

KLEINER MENSCH MIT GROSSEN KRANKHEITEN – NOCH KLEINERE MENSCHEN OHNE ELTERN

Es wurde bereits erwähnt, dass wir es immer wieder auch mit Kindern zu tun haben, die an Krebserkrankungen oder Schlaganfällen leiden. Beides sind für die meisten Menschen Krankheitsbilder, die vor allem mit älteren Personen in Verbindung gebracht werden. Klar wissen wir heute, dass letztlich jeder Mensch jederzeit an Krebs erkranken kann. Trotzdem schieben wir es immer noch eher auf das Alter. Noch deutlicher wird die Sache bei einem Schlaganfall. Die meisten Menschen werden mir hier sicherlich zustimmen, dass dies im höheren Alter häufiger vorkommt. Vielleicht nicht erst wenn wir uralt sind, aber ganz sicher noch nicht im Kindesalter. Nur ist es eben so, dass wir all diese Krankheitsbilder auch auf den Kinder- und Jugendstationen finden.

Dies führt immer wieder zu der Frage, welches Empfinden das in mir auslöst. Und oft fällt mir dann das Wort „ungerecht" ein. Andererseits habe ich auf Kinderstationen gearbeitet, und ich weiß daher, wie oft Kinder tatsächlich an Krebs erkrankten oder einen Schlaganfall erleiden. Außenstehende wissen in der Regel nicht, dass solche Erkrankungen bei Kindern gar nicht so selten sind.

Dazu muss auch noch gesagt werden, dass Kinder nicht nur an typischen Kinderkrankheiten leiden. Sie können auch an Herzerkrankungen oder rheumatischen Erkrankungen leiden.

Wenn wir über Kinder sprechen, muss ich auch noch etwas anderes erwähnen. Ich hatte zum Beispiel auch Frühchen zu betreuen. Dabei erinnere ich mich vor allem an ein Kind, das ein Frühchen war und dessen Mutter es nicht haben wollte. Das Kind wurde also zur Adoption freigegeben, und ich habe dieses Frühchen sozusagen mit aufgezogen. Dieses Kind wurde anfangs noch beatmet, aber sein Zustand verbesserte sich mit der Zeit. Es benötigte außerdem Medikamente und natürlich musste es auch ernährt werden. Weil die Mutter das Kind nicht wollte, haben wir Pflegekräfte dem Kind die notwenige Zuwendung geben müssen, wir haben mit dem Kind gekuschelt, was wir in der Fachsprache als „Känguruhen" bezeichnen. Dies trägt maßgeblich zu einer gesunden körperlichen und geistigen Entwicklung bei. Als schwuler Mann führte dies letztlich dazu, dass ich das Kind adoptieren wollte. Denn ich hatte das Kind ja mit aufgezogen und gesehen, wie es zunehmend gesund wurde, was schließlich zu einer starken Bindung führte. Ich weiß nicht, ob es der richtige Ausdruck ist, aber ich hatte letztlich männliche Mama-Gefühle oder anders gesagt, Papa-Gefühle. Wo wir dann wieder bei dem Begriff ungerecht sind, den ich in Verbindung mit kranken Kindern schon mehrfach verwendet habe. Es war für mich so ungerecht, dass dieses noch so kleine und so völlig unschuldige Leben niemanden hatte. Das Kind wurde von der Mutter abgelehnt, hatte keine Familie, die auf seine Rückkehr wartete – es hatte einfach niemanden. Ich war eine der wenigen Personen, die das Kind jemals in den Arm genommen und gepflegt hat.

Aber ohne jetzt zu sehr in die Details abzuschweifen: Ich habe das Kind letztlich nicht adoptiert. Nicht, weil ich es nicht gewollt hätte, sondern hauptsächlich, weil für eine Adoption meiner Meinung viel zu viele Kriterien erfüllt werden müssen. Diese Kriterien waren in meinem Fall nicht erfüllbar.

Ist der Himmel noch so grau ...

Es gibt Sprüche, die jede Pflegekraft kennt oder zumindest schon einmal gehört hat. Wie diesen Satz: „Ist der Himmel noch so grau, Tavor macht ihn wieder blau." Wer oder was zum Teufel ist „Tavor"? Ganz einfach: Ein Medikament. Es ist ein Beruhigungsmittel, das einem Patienten die Angst nimmt. In der Regel werden Schmelztabletten verabreicht, aber es gibt immer wieder die schon vielfach zitierte Schwester Rabiata, die zum Beispiel von dem Beruhigungsmittel Melperon einfach einen „guten Schluck" verabreicht. So etwas macht aber nicht nur Rabiata, auch Ärzte sprechen gerne mal von dem guten Schluck, um besonders unruhige Patienten wieder zu beruhigen. Was das mit einem blauen Himmel zu tun hat? Nichts, es handelt sich einfach um einen Satz, der in der Pflege zu einer Art geflügeltem Wort geworden ist.

Genauso wie der Satz: „Wer randaliert wird relaxiert." Oder: „Wer diskutiert wird intubiert." All das sind Pflegesprüche, all das gehört zur Gattung Pflegehumor. Gerade Schwester Rabiata kreiert vor diesem Hintergrund immer wieder neue Szenarien oder Ideen, die nicht wirklich ernst gemeint sind. Zum Beispiel, wenn sie von einem Haldol-Raumspray fabuliert. Dieses imaginäre Raumspray würde alle fünf Minuten eine Ladung Haldol freisetzen, das dann durch die Patientenzimmer zieht und dort alles und jeden beruhigt, beziehungsweise einschlafen lässt. Natürlich ist dies eine vollkommen irrwitzige und auch nicht umsetzbare Idee, aber sie steht symbolisch für den Wunsch einer jeden Pflegekraft, dass es einmal wirklich ruhig ist auf den Stationen.

PAPA, SCHLAG DOCH EINFACH NUR MICH UND LASS DIE KLEINEN IN RUHE!

Immer wieder treffe ich auf den Stationen Kinder, die von ihren Eltern misshandelt wurden. Und misshandelt ist dabei ein sehr dehnbarer Begriff. Es gibt Kinder, die körperlich misshandelt wurden, zum Beispiel durch Schläge, während andere sexuellen Missbrauch erlebt haben. Es gibt auch Kinder, die in Form von Vernachlässigung oder Verwahrlosung misshandelt wurden, weil sich ihre Mütter kaum um sie gekümmert haben.

Es gibt Fälle, in denen die Mutter ihrem Kind zum Beispiel die Nase zugehalten und ihm Flüssigkeit eingeflößt hat, weil das Kind nicht trinken wollte. Auf der Notaufnahme kommt es nicht selten vor, dass ein und dasselbe Kind jede Woche erscheint, weil es mal wieder exzessiv vom Vater verprügelt wurde, weil der Papa Alkoholiker ist. Also kommt die Mutter mit den Kindern in die Notaufnahme und berichtet völlig aufgelöst, dass der Papa wieder einmal die Kinder verprügelt hat. Nur ist ebendiese Mutter auch Alkoholikerin und will sich nicht von ihrem prügelnden

Ehemann trennen. Inzwischen wurde auch schon das Jugendamt informiert, das jedoch nichts unternimmt. Warum nicht? Weil die Kinder immer wieder sagen, dass sie bei ihren Eltern bleiben wollen.

Das ist neben all dem Schrecklichen das eigentliche Schreckliche an solchen Fällen. Kinder lieben ihre Eltern und nehmen an, dass auch ihre Eltern sie lieben. Sie gehen also davon aus, dass alles, was geschieht, aus Liebe geschieht und dass es völlig normal ist, weil sie nichts anderes erlebt haben und es nicht anders kennen.

Und: Bei prügelnden und misshandelnden Eltern wird kaum etwas oder zumindest zu wenig unternommen.

Solche Erfahrungen beeinflussen natürlich auch das eigene Menschenbild. Seit ich in der Pflege arbeite, hat sich mein Bild von Menschen verändert. Ich will nicht sagen, dass es sich um Hassgefühle handelt, aber ich weiß inzwischen, wozu Menschen fähig sind. Ich habe erlebt, was sie ihren Partnern und ihren unschuldigen und wehrlosen Kindern antun. Wir erleben Dinge und hören Geschichten, die man im Grunde niemandem erzählen kann, weil mir diese Geschichten am Ende niemand glauben würde. Menschen können dermaßen ignorant und böse sein, dass man sich am Ende fragt, was das eigentlich für Menschen sind und ob sie noch irgendetwas von dem besitzen, das wir gemeinhin als Menschlichkeit bezeichnen.

Was muss der Vater für ein Mensch sein, der sein eigenes Kind an seine Kumpel „verleiht", damit sie das Kind vergewaltigen können? Es ist sowohl unglaublich als auch unerträglich, so etwas mitzubekommen. Mittlerweile bin ich der Überzeugung, dass wir Menschen eine – wenn nicht die – bösartigste Spezies auf dieser Erde sind. Wir behaupten gerne, wir Menschen sind keine Tiere. Doch das, wozu manche Menschen fähig sind und was sie tatsächlich tun, würde kein Tier einem anderen antun.

Natürlich gibt es Menschen, die Gutes tun. Doch wenn man in der Pflege immer wieder auf die andere Sorte Mensch trifft, fällt es schwer, sich nicht dem Gefühl hinzugeben, dass die Mehrheit der Menschen böse ist. Und mit „man" meine ich in erster Linie mich selbst. Ich kann nicht für andere Pflegekräfte sprechen, doch ich weiß, dass ich mit dieser Meinung nicht alleine bin.

Kehren wir vor diesem Hintergrund noch einmal kurz zurück zu meiner Zeit in der Notaufnahme. Dort ging es nicht nur darum, dass Kinder immer wieder von den Eltern beziehungsweise dem Vater verprügelt wurden. Wir bekamen auch mit, dass es da noch viel, viel mehr gab, das nicht in Ordnung war. Diesen Kindern war deutlich anzusehen, wie verwahrlost sie waren, sie trugen dreckige Klamotten. Andererseits konnten wir auch beobachten, wie herzlich zum Beispiel misshandelte Geschwister miteinander umgingen. Ich erinnere mich dabei vor allem an eine Familie mit drei Kindern. Der große Bruder hat immer versucht, seine kleineren Geschwister zu beschützen. Während ich bei den Kleinen die Vitalzeichen prüfte, ihren Blutdruck maß und so weiter und so fort, begann der große Bruder zu erzählen und sagte: „Herr Pfleger, ich geh schon immer zu meinem Vater und sag ihm, er soll doch einfach nur mich schlagen und die beiden in Ruhe lassen. Doch dann schlägt der Papa mich, und er schlägt weiterhin auch die beiden Kleinen. Aber er kann doch einfach nur mich schlagen, weil ich der große Bruder bin!" So etwas erzählte mir ein großer, aber immer noch sehr junger Bruder in der Notaufnahme.

Das Einzige, woran ich in diesem Moment denken konnte, war „Oh mein Gott!". Gleichzeitig saß die Mutter vollkommen alkoholisiert daneben und sagte – nichts.

Selbst jetzt, wenn ich an diese Situation zurückdenke, kommen mir fast die Tränen. Manchmal frage ich mich, wie eine Mutter in einer solchen Situation so ruhig sitzen bleiben kann, als wäre das alles das Normalste der Welt.

Wenn ich an meine eigene Mutter denke, kann ich mir nicht vorstellen, dass sie so eine Situation einfach ertragen und zugesehen hätte, wie ihre Kinder vom eigenen Ehemann verprügelt werden. Aber natürlich weiß ich, dass es viele Menschen da draußen gibt, die selbst schon unter traumatischen Bedingungen aufwachsen und Gewalterfahrungen machen mussten. Nicht alle schaffen es, diesen Teufelskreis zu durchbrechen. Zu sehen, dass in anderen Familien Kinder leiden, macht mich deshalb sehr traurig, und nicht immer kann ich meine Wut dann unter Verschluss halten. So wie mir geht es auch anderen Pflegekräften, doch wir müssen auch in solchen Momenten professionell bleiben. Ich kann also nicht aufstehen und diese Mutter zur Rede stellen.

Letztlich nehme ich solche Momente mit nach Hause, genauso wie andere Pflegekräfte. Leider gibt es bis heute nicht überall die Möglichkeit von Supervisionen und selbst wenn, werden sie relativ selten in Anspruch genommen. Das hat schließlich dazu geführt, dass es mir zu viel wurde. Besonders während der Corona-Zeit mit all den Lockdowns hatte ich nur noch die Arbeit und die Zeit zu Hause. Es gab kaum noch den nötigen Ausgleich, sodass ich an einen Punkt gelangte, an dem ich einfach nur fertig war und nicht mehr konnte.

Kann man mal machen – muss man aber nicht (heißt ja nicht umsonst Urinflasche)

Fehler machen wir alle, sie können jedem Menschen passieren. Allerdings gibt es immer wieder auch Fehler, bei denen man sich fragt, warum jemand so etwas macht oder wie es dazu kommen konnte. Wer schon einmal in einem Krankenhaus war, kennt vermutlich Urinflaschen. Also diese speziell geformten Flaschen, die dafür gedacht sind – Überraschung! – Urin aufzufangen, beispielsweise von Patienten, die nicht aus eigener Kraft auf die Toilette gehen können.

Im Klinikalltag kommt es immer wieder vor, dass diese Flaschen zweckentfremdet werden. Und mit zweckentfremdet meine ich, dass sie eben nicht für Urin, sondern für die Aufnahme von Stuhlgang genutzt werden.

Dabei stellen sich immer gleich mehrere Fragen. Natürlich zunächst die Frage, wie jemand überhaupt auf diese Idee kommt. Nicht weniger interessant finde ich jedoch die Frage, wie das überhaupt möglich ist – vor allem, da es sich meist um Patienten handelt, die ohnehin körperlich beeinträchtigt sind und nicht sonderlich gelenkig. Wie also schaffen diese Menschen es, ihren Stuhlgang in einer Urinflasche verschwinden zu lassen? Bisher habe ich für mich selbst keine Antwort auf diese Frage gefunden – falls jemand die Antwort kennt, gerne her damit!

KAPITEL 5

Pflege-notstand

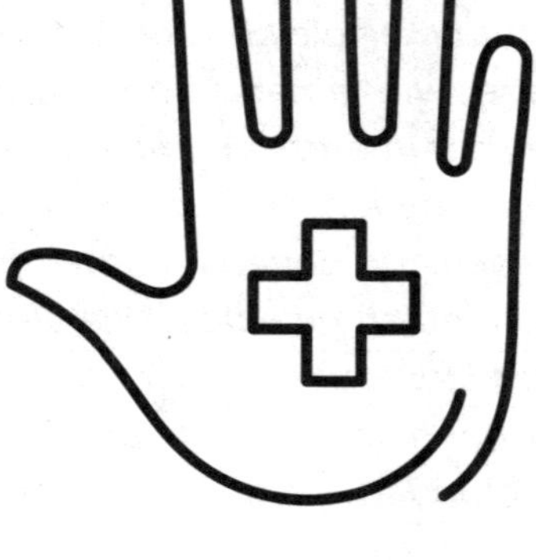

VON WEGEN FORTSCHRITTLICH – DIE WAHRHEIT SIEHT ANDERS AUS

Okay, langsam ist es an der Zeit, über die tatsächlichen Missstände und Probleme in der Pflege zu sprechen: Wir denken oft und gerne, dass Deutschland ein fortschrittliches Land ist. Doch gerade die Krankenhäuser und deren Kinderstationen zeichnen ein anderes Bild. Nachdem, was ich bisher erlebt habe, ist es zum Beispiel so, dass die Kinder nicht allein auf ihrem Zimmer liegen, sondern dass dort oft noch ein weiteres krankes Kind und dementsprechend auch ein weiterer Elternteil anwesend sind. Wenn dann bei einem Kind ein Notfall eintritt, bekommt das andere Kind natürlich mit, was passiert. Wenn das eine Kind weint, wird bald auch das andere Kind weinen, weil das Weinen ihm Angst macht.

Als Pfleger im Nachtdienst müssen wir uns um das Kind im hinteren Bett kümmern: Wir schalten das Licht an, reinigen das Kind und müssen vielleicht absaugen. Das hat natürlich zur Folge, dass die plötzliche Helligkeit in Kombination mit den unterschiedlichen Geräuschen auch das andere Kind aus seinem Schlaf reißt, das dann hautnah miterleben muss, was im Zimmer vor sich geht. Solche Situationen können Kinder traumatisieren. Insbesondere Kinder, die von Geburt an immer wieder ins Krankenhaus müssen, bekommen irgendwann panische Angst vor solchen Ereignissen oder vergleichbaren Vorgängen. Aus diesem Grund habe ich mich entschieden, von einer Festanstellung in der Klinik zur Zeitarbeit zu wechseln. Obwohl Zeitarbeit als etwas Schlechtes betrachtet wird und als Abstieg im Vergleich zum normalen Angestelltenverhältnis angesehen wird, trifft dies in der Pflege nicht zu. Kurz gesagt: Ich bin nun bei einer Firma angestellt, die mich, Pfleger Metin, an verschiedene Kliniken vermittelt. Für mich bedeutet das eine Reihe von Vorteilen: Ich bekomme einen höheren Stundenlohn, habe gleichzeitig weniger Arbeitszeit, kann mir meine Dienste aussuchen, so wie sie mir am besten passen, und ich muss nicht einspringen – ich muss also nicht ständig mit der Angst leben, dass gleich das Telefon klingelt und ich wieder für jemanden den Dienst übernehmen muss. Zusätzlich überlässt man mir einen Dienstwagen inklusive Tankkarte – so etwas ist für mich nichts anderes als Luxus. Alles in allem verdiene ich für angenehmere Arbeit und bessere Umstände viel mehr Geld als all jene, die festangestellt in den Krankenhäusern arbeiten. Das ist nicht zuletzt einer der Gründe, warum immer mehr Pflegekräfte den Weg in die Zeitarbeit einschlagen. Mal ganz abgesehen davon, dass es viele einfach nicht mehr ertragen, von der Pflegedienstleitung, den Stationsleitungen, den Ärzten immer wieder fertig gemacht zu werden. Unter dem Vorwand einer Dienstanweisung, der sie Folge zu leisten haben, werden sie gezwungen, immer wieder einzuspringen, selbst wenn die körperlichen Grenzen schon überschritten sind. Die ständigen Wechsel zwischen Spät- und Frühschichten sowie zwölf aufeinanderfolgende Dienste im Dienstplan sind weitere Belastungen.

Ich wechselte also ins Leasing und damit auf die Erwachsenen-Intensivstationen. Dies war vor allem aus seelischer

Sicht einfacher zu bewältigen als die Arbeit mit Kindern. Jedoch fiel diese Zeit größtenteils mit den Phasen der Corona-Lockdowns zusammen. Dadurch hatte ich keinen Ausgleich mehr, es gab keine Möglichkeit, den Stress beim Tanzen in einer Menschenmasse abzubauen. Es gab auch nicht die Möglichkeit, mich irgendwo in einem Kino von einem Film aus der Realität entführen zu lassen – und Kino ist immer noch etwas anders als das Streaming von zu Hause aus vor dem Bildschirm im eigenen Wohnzimmer, aus dem es kaum ein Entkommen gab.

Irgendwann in dieser Zeit entwickelte ich regelrechte Angstzustände. Die äußeren Corona-Umstände waren zwar ein Faktor, aber auch die Tatsache, dass ich mich in dieser Zeit um viel mehr Patienten kümmern musste als meine Kollegen. Zudem waren die Erkrankungen schwerwiegender und aufwendiger. Schließlich fühlte ich mich so überfordert, dass ich praktisch zusammenbrach. Ich bin zwar nicht buchstäblich zu Boden gegangen, aber ich erkannte, dass ich mich um meine eigene Situation und für mich selbst sorgen musste. Deshalb ließ ich die Arbeit erst einmal für einen Monat komplett hinter mir, auch weil ich wusste, dass ich letztlich direkt auf einen Burn-Out zusteuerte, wenn ich keinen rigorosen Kurswechsel einleiten würde.

Am Ende entschied ich mich dazu, von nun an nur noch auf Normalstationen zu arbeiten, was sicher das Beste war, das ich tun konnte. Denn bis heute spüre ich eine starke Reaktion, wenn ich auf eine Intensivstation komme: plötzliche Aufregung, Übelkeit und Kopfschmerzen. Letztlich eben all das, was auf eine tiefe Angst oder eine bevorstehende Panikattacke hindeutet.

Aus diesem Grund arbeite ich jetzt im Leasing, habe geregelte Arbeitszeit und mache fast ausschließlich Nachtdienste. Und all das auf Normalstationen, auf denen ich mich sicherer fühle als auf der Intensivstation.

TOTE ATMEN – NICHT?

Immer wieder werde ich gefragt, wie viele tote Menschen ich in meinem Leben gesehen habe, insbesondere aufgrund meiner langen Arbeit auf der Intensivstation. Viele Menschen gehen davon aus, dass es gerade dort immer wieder zu Todesfällen kommen kann. Tatsache ist jedoch, dass auch auf den Normalstationen immer wieder Menschen sterben. Letztlich muss ich auf die Frage aber antworten, dass ich es tatsächlich nicht mehr weiß, wie viele Menschen ich habe sterben sehen, daher weiß ich auch nicht mehr, wie viele Tote ich gesehen habe.

Das hängt auch mit einer Entwicklung zusammen, die ein Mensch macht, wenn er in der Krankenpflege arbeitet. Die ersten Todesfälle, die ich erlebt habe, die waren natürlich hart. Nur gehört zu dieser Entwicklung eben auch ein gewisser Abstumpfungseffekt in der Form, dass man sich an das Sterben oder an sterbende Menschen gewöhnt. Ein weiterer Punkt in diesem Zusammenhang bezieht sich dann auch noch auf die Frage, wie intensiv denn der Kontakt zwischen der Pflegekraft und dem sterbenden Menschen war. Es gibt Menschen, mit denen man einen intensiveren Kontakt hatte, mit anderen dagegen hatte man vergleichsweise wenig zu tun. Was letztlich dann natürlich auch die Erinnerung an einen Fall beeinflusst. So dass es in manchen Fällen für mich persönlich dann auf der Gefühlsebene nicht so schlimm ist.

Dies hängt auch mit der Entwicklung zusammen, die ein Mensch macht, wenn er in der Krankenpflege arbeitet. Natürlich weiß ich, was der Tod bedeutet. Wenn ich aber in einer Klinik bin, am Bett eines verstorbenen Patienten stehe, beschäftigt mich etwas, woran andere vermutlich keinen einzigen Gedanken verschwenden, weil es ihnen so selbstverständlich erscheint. Und das ist die Tatsache, dass die Person nicht mehr atmet. Wenn ich allerdings eine tote Person anschaue, dann fällt es mir schwer zu begreifen, dass sich der Brustkorb nicht mehr hebt und senkt, wie es bei einem lebenden Menschen der Fall ist, wenn er auf dem Rücken im Bett liegt.

Bis heute erinnere ich mich an meinen ersten verstorbenen Patienten und wie ich auf seinen Brustkorb sah, unfähig seine Bewegungslosigkeit zu begreifen. Selbst nach Jahren, zahllosen Toten und viel Erfahrung hat sich nichts daran geändert. Trotz all meines Wissens und all meiner Fragen will irgendetwas in mir diesen Zustand nicht realisieren. Dass der tote Körper kalt ist, dass er irgendwann hart wird, das macht mir nichts aus. Das kann ich realisieren, das kann ich akzeptieren. Aber die regungslosen Brustkörbe stoßen auf eine tiefsitzende Realitätsverweigerung und auf ein Unverständnis, das ich selbst nicht begreife.

Aber grundsätzlich möchte ich noch etwas zum Umgang mit dem Tod in der Krankenpflege und damit zum Thema der Gewöhnung erzählen. Diese Gewöhnung ist einerseits etwas Positives für mich. Denn wenn wir uns nicht an den Tod gewöhnen könnten, würden wird früher oder später daran kaputtgehen. Würden wir jeden Todesfall als eine persönliche Niederlage verstehen, würde uns das am Ende innerlich zerreißen und die Arbeit unerträglich machen.

Auf der anderen Seite gibt es eine Reaktion, die bei manchen Menschen auf Unverständnis stößt. Und weil das der Fall ist, muss ich jetzt sehr genau darauf achten, wie ich diese

Aussage formuliere. Ursprünglich wollte ich nämlich schreiben, dass ich mich für manche Menschen freue, wenn es so weit ist. Danach habe ich lange überlegt, wie sich diese Aussage so formulieren lässt, dass sie nicht missverstanden werden kann. Was am Ende aber zu der Erkenntnis führte, dass die Formulierung letztlich egal ist, weil es immer Menschen geben wird, die dieses Thema missverstehen werden, die es missverstehen wollen. Daher schreibe ich es jetzt einfach so, wie es mir von Anfang an durch den Kopf gegangen ist. Denn tatsächlich gibt es Menschen, bei denen ich so etwas wie Freude oder Erleichterung verspüre, wenn sie sterben. Und damit meine ich keinesfalls böse Menschen, im Gegenteil. Es geht vielmehr um Menschen, die sehr lange unerträgliche Qualen oder regelrechte Höllenschmerzen ertragen mussten und bei denen es keinerlei Aussicht auf Besserung gab. Wenn solche Menschen ihren letzten Atemzug tun und von der Unerträglichkeit ihres Daseins in einen schmerzfreien Zustand übergehen, dann empfinde ich Freude und Erleichterung, weil ich weiß, dass sie von ihrer langjährigen Angst befreit sind. Die Angst davor, dass es noch schlimmer wird, die Angst vor dem nächsten Schmerzschub, die Angst, dass jeder kommende Moment noch unerträglicher sein wird als es im Augenblick der Fall ist.

Tatsächlich ist es nämlich so, dass Menschen auf den Stationen unvorstellbare Qualen erleiden. Sie leiden unter dermaßen krassen Krankheiten, von denen wir noch nicht einmal gehört haben. Auch die Unterversorgung ist in diesem Zusammenhang wieder einmal ein Thema – dass manche Patienten über längere Zeiträume nicht ausreichend betreut werden. Ich selbst möchte mir nicht einmal vorstellen, wie es sein muss, einerseits extreme Schmerzen zu haben und andererseits stundenlang, ohne jegliche Hilfe in den eigenen Ausscheidungen zu liegen. Ich möchte es mir nur nicht vorstellen, ich kann es mir letztlich auch gar nicht vorstellen. Ich kann mir nicht vorstellen, wie stark das Jucken und Brennen sein muss und wie sich Gefühle der Hilflosigkeit und Panik vermengen, während sich Menschen fragen, was mit ihrem eigenen Leben passiert ist, dass sie nun in der eigenen K*cke liegen gelassen werden. Wenn ich an so etwas denke, dann habe ich wirklich Angst davor, irgendwann alt oder krank zu werden und in einem Krankenhaus zu liegen.

Und das ist nicht nur ein persönliches Ding von mir. Jede Pflegekraft hat heute Angst davor, in ein Krankenhaus oder ein Pflegeheim gehen zu müssen. Denn wir wissen nur zu gut, wie schlimm die Realität dort ist.

ES WURDE SCHON OFT GESAGT – ES KANN NICHT OFT GENUG GESAGT WERDEN: DER PERSONALMANGEL

Wenn wir über die Pflege reden, dann müssen wir auch über ein Thema sprechen, das bereits unzählige Male angesprochen wurde – den Personalmangel. In der Pflege herrscht ein krasser Personalmangel und das ist nicht erst seit der Coronapandemie der Fall. Wir, die Pflegekräfte, haben gegenüber unseren Arbeitgebern und der Politik immer wieder auf diesen Punkt hingewiesen, wir haben gestreikt und uns in Talkshows gesetzt. Doch die Antwort, die wir erhalten, hat nichts mit den tatsächlichen Bedingungen zu tun, sondern damit, dass wir das Thema immer wieder ansprechen. Und irgendwann heißt es dann: „Euer Gejammer nervt einfach nur noch, irgendwann ist auch mal gut." Niemand hingegen sagt: „Ihr habt recht, wir müssen dieses Problem angehen und uns endlich mal gescheite Maßnahmen überlegen."

Außerdem scheint noch ein weiterer Aspekt niemanden auf der Seite des Themas zu interessieren. Und zwar müssen wir in der Pflege uns auch das Gejammer und die Beschwerden der Patienten anhören. Sie beschweren sich aus gutem Grund – weil sie tatsächlich unterversorgt sind. Es steht also niemandem zu, einem Patienten vorzuwerfen, dass er sich darüber beklagt, nicht ausreichend gepflegt zu werden oder keine gescheiten Medikamente zu bekommen.

Und dann gibt es noch eine andere Seite: Nicht nur die Verantwortlichen sagen, dass sie das Gejammer der Pflegenden nicht mehr hören können, auch ihr könnt es nicht mehr hören. Ihr, die ganz normalen Menschen, die sich ein zufriedenes und glückliches Leben bis zu ihrem Ende wünschen. Doch auch ihr werdet irgendwann davon betroffen sein. Irgendwann werdet ihr vielleicht krank werden, einen Unfall haben oder ganz sicher altern. Genau dann werdet ihr auf uns angewiesen sein, darauf angewiesen, dass sich bestmöglich um euch, euren Körper und eure Gesundheit gekümmert wird. Nur werdet ihr dann wohl erfahren müssen, dass kaum etwas so ist, wie ihr es euch bisher vorgestellt habt.

Mittlerweile ist der Personalmangel in der Pflege so gravierend, dass heute überspitzt formuliert jeder Vollidiot eingestellt wird, um die Personallücken im System zu stopfen. Für Jobsuchende mögen das einerseits paradiesische Zustände sein, doch für die Pflegesituation ist es die reinste Hölle. Denn die Realität sieht so aus, dass man gestern noch auf dem Bau gearbeitet haben kann und morgen schon als Pflegehelfer problemlos loslegen kann, ohne dass jemand darauf achtet, ob diese Person über irgendwelche empathischen Kompetenzen oder rudimentäres medizinisches Wissen verfügt. Niemand fragt, ob dieser Pflegehelfer überhaupt in der Lage ist, jemanden zu waschen. Es heißt einfach: Du willst in die Pflege? Wunderbar, auf geht's!

Des Weiteren werden Menschen, die eine einjährige Ausbildung gemacht haben, als Schichtleitungen eingesetzt. Das ist jetzt keineswegs abwertend gegenüber diesen Pflegekräften gemeint, aber eine Schichtleitung sollte doch über ein Wissen verfügen, das durch eine einjährige Ausbildung allein nicht vermittelt wird. In der Realität arbeiten diese Mitarbeiter jedoch mit Medikamenten, einschließlich Betäubungsmitteln, obwohl ihnen der Umgang damit eigentlich untersagt ist. Es geht sogar so weit, dass Praktikanten auf den Stationen den Patienten Medikamente spritzen.

Einige Leser mögen nun argumentieren, dass es doch bestimmt Stellen gibt, die derartige Vorgänge überprüfen und solche Missstände aufdecken. Doch genau das führt zum nächsten Problem. Kontrollen gibt es natürlich in den Kliniken. Nur finden entsprechende Kontrollen nicht einfach so und spontan statt, sondern sie werden stets im Voraus angekündigt. Jeder in der Pflege tätige Mensch, weiß jedoch genau, was geschieht, wenn eine solche Kontrolle zuvor angekündigt wurde: Alles erscheint perfekt oder zumindest so, als ob es perfekt wäre.

Denn die Ankündigung gibt allen Beteiligten die Gelegenheit, sich auf die Kontrolle vorzubereiten. Was natürlich dann auch intensiv getan wird, weil niemand zu der einen Station zählen will, auf der nicht alles reibungslos läuft. Also wird dafür gesorgt, dass die Dokumentation perfekt ist, auch die Besetzung der Stationen ist natürlich bis ins Detail geplant und erfüllt jegliche Vorschriften. Es sind immer mehrere examinierte Fachkräfte vor Ort und so weiter und so fort. Die Station sieht außerdem natürlich wie geleckt aus – überall ist geputzt, alles ist hygienisch einwandfrei. Dadurch sehen die Kontrollierenden am Ende keine Notwendigkeit, irgendetwas an den Zuständen zu ändern oder zu verbessern. Warum auch, schließlich scheint doch alles perfekt zu sein.

Aus diesem Grund kann ich bis heute nicht verstehen, warum es so unmöglich ist, Kontrollen unangekündigt ablaufen zu lassen. Denn nur ohne die Möglichkeit, alle Fehler für einen kurzen Zeitraum zu verstecken, gibt es die Chance, einen Eindruck von der Realität zu gewinnen. Und nur dann hätten die Verantwortlichen eine Chance, mehr über die tatsächlichen Zustände und vor allem auch über die wirklichen Probleme zu erfahren.

Mittlerweile könnte man sogar denken, dass es in diesem Zusammenhang so etwas wie eine gewollte Täuschung der Öffentlichkeit gibt. Zum Beispiel seitens TV-Produktionen, die sich ebenfalls mit dem Alltag im Gesundheitswesen beschäftigen. Jedoch vermitteln diese letztlich ein ähnlich unrealistisches Bild wie die angekündigte Kontrollen es tun.

Ich erinnere mich an eine Art Doku-Reihe, in der prominente Persönlichkeiten die Arbeit auf den Stationen unterstützen sollten. Allerdings konnte jeder, der irgendetwas von der Materie verstand, sofort erkennen, dass auf den gezeigten Stationen deutlich weniger Patienten lagen, als es normalerweise der Fall wäre, während das Personal ausgesprochen gut ausgestattet war. Natürlich schien auch alles andere bestens zu laufen. Dies entsprach natürlich dem, was die Produktion zeigen wollte. Denn wenn die Realität über die Bildschirme von Millionen flimmern würde, würde das letztlich dazu führen, dass die gezeigten Kliniken wegen unhaltbarer Zuständen geschlossen werden müssten. Das natürlich so ganz und gar nicht im Sinne der Klinikbetreiber, die am Ende des Tages vor allem eines im Sinn haben – ihren Profit. Und dieser Profit wird nur durch einen laufenden Betrieb erzielt, nicht durch geschossene Klinik.

Es ist natürlich eine Sache, all das zu kritisieren, was im System nicht funktioniert. Eine ganz andere Frage ist jedoch, wie sich das ändern könnte und welche Lösungsvorschläge es gibt. Auf diese Frage gibt es eine ganze Reihe von Antworten – und manche davon sind ebenso simpel wie naheliegend. Zum Beispiel die Forderung nach höheren Gehältern für Pflegekräfte. Immer noch hört man von Fällen, in denen beispielsweise eine Krankenschwester ihr ganzes Leben opferbereit in ihrem Beruf gearbeitet hat, aber ihre Rente nach dem Ausscheiden aus dem Berufsleben kaum zum Überleben reicht. Das Gehalt der Pflegenden müsste daher so hoch sein, dass sie sich darüber keine Sorgen machen müssten. Sie sollten wissen, dass sie mit ihrem Verdienst ihren Lebensunterhalt bestreiten können und sich sicher sein können, dass dies auch im Rentenalter der Fall sein wird. Dieses Gefühl der Sicherheit wäre auch mit dem Gefühl verbunden, dass ihre Arbeit wirklich geschätzt wird und entsprechend honoriert wird. Natürlich wird es jetzt wieder Stimmen geben, die sagen, dass Geld nicht alles ist. Ist es auch nicht, völlig klar. Nur reicht schon ein kurzes Nachdenken, um zu dem Schluss zu kommen, dass ein höheres Gehalt mehr Menschen dazu veranlassen würde, eine Tätigkeit in der Pflege zu suchen.

Dann muss an anderer Stelle noch grundlegend an einigen Dingen gefeilt werden: Die Ausbildung der Pflegekräfte müsste grundlegend überarbeitet werden. Obwohl es bereits eine neue Ausbildung zum Pflegefachmann gibt, hört man von verschiedenen Stellen, dass diese Ausbildung nicht wirklich gut ist. Die Auszubildenden fühlen sich oft alleingelassen und der Ausbildungsweg erscheint nicht besonders zielführend. Doch vielleicht sollten wir noch weiter zurückgehen, bevor die Ausbildung beginnt – und zwar zu den Praktikanten. Diese jungen Menschen kommen eines Tages auf die Stationen, treffen dort auf Pflegepersonal, das weder Lust noch Zeit hat, sich um unwissende Praktikanten zu kümmern. Stattdessen bekommen Praktikant A und Praktikantin B im wahrsten Sinne des Wortes die Drecksarbeit aufgebrummt, wie „räum mal hier auf" oder „putz mal dort". Das hat letztlich nichts mehr mit dem eigentlichen Sinn eines Praktikums zu tun, das eigentlich dazu dienen sollte, in einen Beruf hineinzuschnuppern.

Ähnlich sieht es bei den Pflegeschülern aus. Kommt ein solcher Schüler auf die Station, lautet vielleicht die erste

Ansage: „Wasch mal den Patienten da." Daraufhin sagt der Schüler oder die Schülerin verunsichert: „Ich habe noch nie einen Menschen gewaschen, was genau soll ich tun?" Die Antwort besteht nicht selten aus verdrehten Augen und der genervten Frage: „Bist du etwa im ersten Lehrjahr?" Dies geschieht einfach aus Erschöpfung, weil alle überarbeitet sind, weil niemand die Zeit und Lust hat, sich um die Einarbeitung einer unerfahrenen Kraft zu kümmern – obwohl diese Person mit etwas Erfahrung letztlich eine wirkliche Entlastung sein könnte.

Nochmals kurz zum Waschen: Oftmals wird einem Schüler oder einer Schülerin gesagt, wenn du nicht weißt, wie du die Patienten waschen sollst, dann wasch sie einfach so, wie du dich zu Hause wäschst. Genau das habe übrigens auch ich während meiner Ausbildung gehört. Und ich dachte nur: „Hä?" Diese Aussage geht nämlich gleich auf mehreren Ebenen in eine vollkommen falsche Richtung. Ein Teil meines „Hä?" hängt damit zusammen, dass die Patienten in einem Krankenhaus in der Regel im Bett liegen. Ich kann mich jedoch nicht daran erinnern, mich jemals selbst im Bett gewaschen zu haben, was die Anweisung zusätzlich nutzlos macht. Auf der anderen Seite wiederum impliziert die Aussage „wasch sie, wie du dich wäschst", dass das Waschen eine sehr einfache Sache ist, die jeder beherrscht, weil jeder Mensch sich selbst schon einmal gewaschen hat – oder es zumindest getan haben sollte. Doch gerade dem Waschen wird in der Pflege immer wieder eine besondere Bedeutung zugewiesen, wie ich bereits geschildert habe. Währenddessen können wir den Körper des Patienten von der Nasenspitze bis zum kleinen Zeh ganz genau unter die Lupe nehmen und uns so einen guten Eindruck von dessen Gesundheitszustand verschaffen.

Was nun wieder zu den Pflegeschülern führt: Diese sollten vor diesem Hintergrund mehr an die Hand genommen werden, denen müssten wir zeigen, worauf bei einer solchen Wäsche zu achten ist und wo sich möglicherweise verborgene Anzeichen befinden. Um die Situation in Zukunft zu verbessern, ist es sicher nicht der richtige Weg, den Schülern immer mehr Aufgaben zu übertragen, ohne sie in irgendeiner Form darauf vorzubereiten. Mittlerweile ist es sogar so weit gekommen, dass Schüler im ersten Lehrjahr ganze Stationen übernehmen müssen. Das ist einerseits bedauerlich, aber auch bedenklich und gefährlich. Dennoch wird es wieder einmal einfach so hingenommen. Wer jetzt immer noch ratlos mit den Schultern zuckt und sich fragt, was juckt mich das, sollte diese Situation mal auf sich oder die eigene Familie übertragen. Stell dir vor, deine eigene Mutter wird schwer krank in ein Krankenhaus eingewiesen und beim ersten Besuch stellt sich heraus, dass ausgerechnet ein Praktikant deiner Mutter ein Medikament spritzen will. Würde sich das gut anfühlen? Nein, würde es nicht, daran besteht kein Zweifel. Anders ausgedrückt: Niemand marschiert in die Praxis seines Hausarztes und fordert ihn auf, mal eben bitte sein Bein zu operieren, obwohl der Hausarzt kein Chirurg ist.

Nächstes Thema, nächster Verbesserungsvorschlag: Wir brauchen eine Mindestbesetzung. Bereits heute müssen Kliniken Strafen zahlen, wenn die vorgegebenen Mindestgrenzen bei der Personalbesetzung nicht eingehalten werden. Hört sich gut an, oder? Wäre es auch, wenn die Strafen den Betreibern der Kliniken denn wirklich wehtun würden, wenn sie sozusagen ernsthafte Löcher in die Kasse reißen würden. Doch auf der anderen Seite habe ich von einer Stationsleitung gehört, dass die Kliniken lieber diese Strafen zahlen, anstatt tatsächlich neues Personal einzustellen, um die Mindestanforderungen zu erfüllen. Denn am Ende kommt es sie einfach billiger. Was für eine Ironie! Denn wozu werden solche Mindestgrenzen eingeführt, wenn keinerlei Anreiz besteht, diese Anforderungen wirklich zu erfüllen? Im Endeffekt bedeutet dies, dass die besagten Strafen deutlich erhöht werden müssten, sodass tatsächlich neue Mitarbeiter eingestellt werden, um Strafen zu vermeiden. Das war wahrscheinlich irgendwann einmal auch die Grundidee hinter der Einführung der Mindestgrenzen und der damit verbundenen Strafen. Und wer sich nun fragt, wie hoch diese Strafen derzeit sind, dürfte überrascht sein. Denn es geht nicht um Strafzahlungen in Zehntausenden oder Tausenden von Euro. In der Realität geht es um dreistellige Beträge, also um kaum mehr als einhundert oder ein paar Hundert Euro. Dass solche Summen in einem riesigen Klinikbetrieb vernachlässigbare Größen darstellen, das dürfte sich auch für Laien von selbst verstehen.

Kehren wir noch einmal zu einem anderen Punkt zurück – nämlich der Tatsache, dass heute quasi jeder in der Pflege arbeiten kann. Dieser Punkt ist zweischneidig. Denn einerseits wird dringend Personal benötigt, andererseits geht es darum, die Betreuung von Patienten gewährleisten zu können. Nur stellt sich dann auch wieder die Frage, ob diese Betreuung beziehungsweise Pflege sichergestellt werden kann, wenn jeder genommen wird.

Die Alternative wäre ein Eignungstest für ungelernte Pflegehelfer. Es ist wichtig, dass wir uns bei aller Personalnot immer darauf fokussieren, dass wir Personen auswählen, die zumindest über ein Mindestmaß an Eigenschaften verfügen, die für die Arbeit mit Menschen notwendig und wünschenswert sind. Diese Eigenschaften sollten jedoch auch wirklich überprüft werden, da die Gefahr besteht, dass jeder die Prüfung besteht, unabhängig von seinen tatsächlichen Fähigkeiten.

In der Realität ist es ja so, dass jede Pflegekraft diesen einen Satz kennt, der den Beginn dieser Arbeit markiert: „Herzlich willkommen in der Pflege, ab sofort stehen Sie mit einem Bein im Gefängnis." Wir arbeiten schließlich mit Menschen, insbesondere mit kranken Menschen, und bei dieser Arbeit können Fehler sogar zum Verlust eines Menschenlebens führen.

Dies hat wiederum Konsequenzen für diejenigen, die besagte Fehler begangen haben. Es ist halt so: Egal, was wir auch tun, alles bewegt sich auf einem schmalen Grat, und wenn dieser Grat überschritten wird, kann selbst die kleinste Handlung strafbar sein.

Genau das ist auch wieder ein Punkt, der für Eignungstests spricht. Denn was wir wirklich brauchen, das sind eben nicht nur irgendwelche Mitarbeiter, es geht vielmehr darum, dass wirklich kompetente Leute in der Pflege zum Einsatz kommen. Es geht nicht darum, dass ausreichend Personal im Dienstplan steht, sondern auch darum zu verhindern, dass durch Unwissenheit oder Unerfahrenheit Menschenleben gefährdet werden.

Und an dieser Stelle noch einmal ein Hinweis vor allem für Außenstehende: Es sterben Menschen in Krankenhäusern, und es sterben möglicherweise mehr Menschen in Krankenhäusern als eigentlich notwendig. Kürzlich hörte ich einen Arzt sagen, dass derzeit die Menschen fast schon wie die Fliegen sterben würden, dass dies aber auch kein Wunder sei, wenn man wirklich jeden Id*oten einstellt und ihn mit den Patienten arbeiten lässt.

Des Pflegers Instinkt und das Sturzprotokoll

In einem Krankenhaus oder auf einer Station gibt es immer wieder die unterschiedlichsten Geräusche. Viele dieser Geräusche gehören einfach dazu, sie bringen uns daher auch nicht aus der Ruhe. Irgendwo fällt etwas zu Boden, irgendwo singt ein Patient, der Ton eines Fernsehers ist bis zum Anschlag aufgedreht – all ist uns vertraut und wir können es gut ausblenden. Doch es gibt einen Ton, der uns alle in Alarmbereitschaft versetzt. Diesen Ton hören wir auch dann, wenn er noch so leise ist. Bei diesem Ton handelt es sich um einen dumpfen Ton, den dumpfen Klang eines Aufpralls. Denn dieser Ton steht dafür, dass möglicherweise jemand gestürzt oder aus dem Bett gefallen ist.

Der Grund, warum uns dieser Ton immer aufschreckt, liegt natürlich darin, dass eventuell ein Mensch zu Schaden gekommen ist, dass sich ein Patient verletzt hat.

Wir werden jedoch auch aus einem anderen Grund von diesem Ton aufgeschreckt: Er ist mit etwas verbunden, das wir alle hassen – dem Sturzprotokoll. Wenn ein Mensch stürzt, bedeutet das, dass wir besagtes Sturzprotokoll schreiben müssen. Da ist dann festzuhalten, wann die Person gestürzt ist, ob es irgendwelche Auffälligkeiten gibt, ob der Patient blaue Flecken hat, es dem Patienten gut geht und ob der Arzt informiert wurde. Letztlich ist so ein Sturzprotokoll sicherlich sinnvoll, aber eben auch eine äußerst nervige Angelegenheit.

Es gibt zum Beispiel Patienten, die während einer Schicht dreimal aus ihrem Bett fallen. Diese Patienten aufzuheben und wieder zurück ins Bett zu befördern, ist eine Sache. Doch jedes Mal auch noch ein Sturzprotokoll anfertigen zu müssen, ist noch mal etwas ganz anderes. Wir alle hassen das.

Aus diesem Grund hat sich dieses eine dumpfe Geräusch bei uns allen so tief eingeprägt.

~~DER PATIENT~~ DAS GELD STEHT IMMER IM MITTELPUNKT

Wenn es um die Pflege und ihre Probleme geht, stellt sich immer wieder die Frage, was sich eigentlich wirklich verändert hat und warum der Personalmangel hier so häufig thematisiert wird. Die Antwort, die wohl von den meisten erwartet wird, ist: Es geht um Geld, und zwar immer mehr um Geld. Das sehen wir nicht zuletzt daran, dass Geräte nicht erneuert werden oder dass in der Altenpflege Materialien wie Schutzhosen oder Inkontinenzmaterial rationiert werden. Denn in der Altenpflege ist es eben nicht mehr so, dass diese Schutzhosen gewechselt werden, wenn es die Pflege für angebracht hält. Stattdessen gibt es ein begrenztes Kontingent an solchem Material, das verwendet werden darf. Hat Patientin Y an einem bestimmten Tag bereits zu viel dieses Materials verbraucht, gibt es halt nichts mehr. Man sagt also, selbst wenn die Windel voll ist, aber nur Urin darin ist, kann sie trotzdem noch eine Weile verwendet werden, da wir nicht genügend davon zur Verfügung haben.

Oder wenn wir das Thema auf die Pflege in den Kliniken erweitern: Ist ein Patient eingestuhlt, dann standen früher immer Feuchttücher für die Reinigung zur Verfügung, da sie hautverträglicher sind. Doch heutzutage wird sogar an diesen Feuchttüchern gespart. Stattdessen sollen wir mit rauerem Zellstoff arbeiten, was für die Patienten nicht besonders angenehm ist und die Reinigung erschwert und weniger effektiv macht. Im Klartext: Damit bekommt man häufig nicht alles weg. Zusätzlich sollen wir dann noch mit Waschlappen arbeiten, was sich auf den ersten Blick wie eine vernünftige Idee anhören mag. Nur: Wird ein Patient mit so einem Waschlappen gereinigt, dann befindet sich der Stuhlgang natürlich auf oder in dem Waschlappen. Dieser wird zwar danach gewaschen, aber stellt euch bitte vor, wie angenehm es ist, einen voll gekoteten Waschlappen in die Waschmaschine zu stecken und ihn danach wieder für die eigene Körperhygiene zu benutzen. Und falls das noch nicht genug Kopfkino ist, dann bitte diese Vorstellung in der Form erweitern, dass es sich eben um Waschlappen handelt, die zuvor an was weiß ich wie vielen vollkommen fremden Menschen zum Einsatz gekommen sind. Inzwischen ist es aber so, dass wir Pflegekräfte, die besonders verschmutzten Waschlappen wegwerfen, auch wenn wir damit etwas tun, das uns – aus Kostengründen – eigentlich verboten ist. Es ist sogar so weit gekommen, dass die Kosten und Wirtschaftlichkeit bereits während der Ausbildung und im abschließenden Examen thematisiert werden.

Auch der Aspekt der Nachhaltigkeit und des Klimaschutzes ist inzwischen in der Pflege angekommen. Beides sicherlich wichtige Themen, allerdings sollte dies nicht auf Kosten der Patienten gehen. Denn der Patient sollte – Betonung auf sollte! – bei der Pflege im Mittelpunkt stehen, was ich nicht oft genug wiederholen kann. Dennoch gibt es unterschiedliche Faktoren, die zumindest Zweifel aufkommen lassen, ob dies immer und immer noch der Fall ist. Ein solcher Faktor ist die Dokumentation: In der Pflege muss heute jeder noch so kleine Schritt oder jede noch so kleine

Handhabung schriftlich festgehalten werden – die Gründe dafür sind vielfältig. Doch heutzutage hat die Dokumentation oberste Priorität für Klinikleitungen. Die Dokumentation muss lückenlos und einwandfrei sein – und lässt einmal mehr die Patienten in den Hintergrund rücken. Denn die sind quasi erst an der Reihe sind, wenn mit der Dokumentation alles stimmt oder zumindest den Anschein hat, dass alles stimmt.

Auf der anderen Seite gibt es auch die problematische Praxis der Fälschung – soll heißen: In der Pflege sind wir manchmal dazu gezwungen, auch Dinge zu dokumentieren, die wir gar nicht gemacht oder erledigt haben. Ein Beispiel dafür ist, dass wir unterschreiben, einen Patienten zu zweit gewaschen zu haben, obwohl das in der Realität nur von einer Person erledigt wurde. Warum? Weil sich damit ein erhöhter Arbeitsaufwand dokumentieren lässt, der sich letztlich in einer höheren Vergütung widerspiegelt.

Angenommen, eine Pflegekraft lässt verschiedene Punkte auf der Liste aus, entweder weil sie die entsprechenden Handlungen nicht durchgeführt hat oder weil sie keine Zeit hatte, die Liste auszufüllen. Früher oder später wird diese Pflegekraft sicherlich auf die fehlerhafte Dokumentation hingewiesen werden. Wenn sie dann antwortet, dass sie entweder keine Zeit hatte oder dass die Handlungen nicht ausgeführt wurden, ist die Reaktion in der Regel ähnlich, wenn nicht gar identisch: Die Realität spielt nicht wirklich eine Rolle, es geht hauptsächlich um eine lückenlose Dokumentation, die für die Klinik bares Geld wert ist. Außerdem: Kommt es später zu Nachfragen, dann ist es immer besser, etwas vorzeigen zu können, bei dem Punkte abgehakt sind – denn was dokumentiert und abgehakt ist, das wurde gemacht, was nicht dokumentiert und nicht abgehakt ist, das wurde nicht durchgeführt. So einfach funktioniert es im Alltag.

Das Phänomen Hinlauf-Tendenz

Wir haben immer wieder Patienten mit einer Hinlauf-Tendenz. Das heißt, dass diese Menschen – wie der Begriff selbst schon beschreibt – irgendwo hinlaufen wollen. Diese Patienten haben meist eine sehr genaue Idee, wohin sie wollen, nur sind sie häufig zu desorientiert, um das Ziel tatsächlich zu erreichen. In der Regel handelt es sich dabei um Patienten mit Demenz, und in der Regel schaffen wir es auch zu verhindern, dass diese Patenten tatsächlich hin- oder weglaufen. Manchmal allerdings schaffen es die Patienten doch, durch die Maschen zu schlüpfen. Sie machen sich also auf einen Weg, von dem sie selbst vermutlich nicht einmal wissen, in welche Richtung er führt, und laufen einfach irgendwohin. Am Ende kommt es doch immer wieder vor, dass der Patient schließlich auf die Station zurückkehrt. Allerdings nicht aus freien Stücken, sondern weil er oder sie von der Polizei aufgegriffen und nun von den Beamten zurückgebracht worden ist.

Die Gründe für die Hinlauf-Tendenz sind übrigens immer wieder vollkommen unterschiedlich. Es gibt etwa Patienten, die den nächsten Supermarkt ansteuern, dort den Einkaufswagen vollpacken und an der Kasse schließlich gestoppt werden, weil sie natürlich keinerlei Geld oder andere Zahlungsmittel bei sich haben. Andere beginnen ihren Ausflug mit der Idee, dass sie zur Arbeit oder dass sie wieder zur Schule müssen – nur finden sie den Weg dann nicht oder werden einfach von Passanten gestoppt, die ihre Desorientierung bemerken.

ALT + KRANK = KATASTROPHE

Die alternde Gesellschaft – dieser Begriff wurde inzwischen so häufig verwendet, dass ihn kaum noch jemand hören mag. Doch die mangelnde Beliebtheit des Begriffs ändert leider nichts an der Realität. Die Gesellschaft altert, es gibt immer mehr ältere und auch sehr alte Menschen. Was auf der anderen Seite ebenfalls bedeutet: Wir bekommen auch immer mehr kranke alte Menschen, die auf Hilfe in den Krankenhäusern angewiesen sind. Doch diese steigende Zahl alter und kranker Menschen trifft nun auf ein Gesundheitssystem, das sich quasi kaputtspart. Immer mehr alte Patienten stehen somit einer sinkenden Anzahl an Krankenhausbetten gegenüber, da in den letzten Jahren deutlich abgebaut wurde. Diese Tatsache lässt sich auch überall nachlesen. Eine kurze Google-Suche nach der Anzahl der Krankenhausbetten in Deutschland zeigt, dass es im Jahr 1991 noch 665 000 Betten gab, während es im Jahr 2021 dagegen nur noch 483 600 waren. Die Anzahl der Betten ist also um knapp ein Drittel gesunken, während der Bedarf steigt. Doch es sind ja nicht nur die Betten, immer wieder werden auch ganze Krankenhäuser geschlossen. Dies führt dazu, dass die Patienten von morgen nicht einmal mehr wissen, an welche Klinik sie sich noch wenden können oder sollten.

Das mögliche Szenario, das sich vor diesem Hintergrund abzeichnet, ähnelt Situationen in anderen Ländern, auf die wir Deutsche heute noch mitleidig herabschauen. Es besteht die Gefahr, dass kranke alte Menschen nämlich nicht in Krankenhäusern von ausgebildeten Pflegern und Ärzten betreut werden, sondern dass sie zu Hause bleiben müssen, wo sich im Optimalfall noch Verwandte und Bekannte um sie kümmern. Im nicht so optimalen Fall, bleiben die Alten sich selbst überlassen, weil niemand die Zeit oder auch die Kenntnisse besitzt, um sich mit ihnen und ihren Gebrechen zu beschäftigen.

Und selbst jene, die es in ein Krankenhaus schaffen, werden dort in Zukunft vermutlich nicht mehr so betreut werden können, wie es früher einmal der Fall war. Mittlerweile kursiert unter Pflegenden nämlich der Spruch, dass Menschen heute häufig kränker aus den Kliniken kommen, als sie eingeliefert wurden.

Wenn ich ehrlich bin, fällt es mir schwer, mir vorzustellen, wie die Zukunft wirklich aussehen wird. Schon jetzt ist die Situation teilweise eine echte Katastrophe, aber viele Menschen haben das noch gar nicht realisiert. Alle denken immer noch, dass wir Pfleger übertreiben, wenn wir so etwas behaupten, dass ich übertreibe, wenn ich so etwas schreibe. Doch es ist eben nicht übertrieben.

Ich selbst etwa werde meine Eltern nicht alleine im Krankenhaus liegen lassen. Ich bin froh, dass ich diesen Beruf erlernt habe, und daher werde ich jeden Tag kontrollieren, wie es meinen Eltern wirklich geht und alles in meiner Macht Stehende tun, um sicherzustellen, dass sie bestmöglich versorgt werden.

STIMMEN AUS DER PFLEGE

„

Nadine G, **Gesundheits- und Krankenpflegerin:** *Es wäre großartig, wenn wir mehr Personal hätten, bessere Pflegeschlüssel und keine Privatisierung oder Macht der Konzerne mehr. Außerdem sollten wir angemessene Entlohnung und eine ausgewogene Work-Life-Balance haben, ohne dass wir drei, vier oder fünf Wochenenden am Stück arbeiten müssen.*

“

„

Mina S., **Altenpflegerin:** *Ich würde mir wünschen, dass ich neben meinem Beruf nicht noch zusätzlich in einem Pflegedienst arbeiten müsste, um meinen normalen Lebensstandard zu halten. Aktuell arbeite ich mindestens zweimal die Woche Doppelschichten.*

“

„

Nadja G., **Auszubildende zur Pflegefachfrau:** *Ich wünsche mir mehr Zusammenhalt und auch Wertschätzung – sowohl unter Kollegen als auch in der Gesellschaft. Wir Schüler sind die Zukunft, doch es will kaum noch jemand in diesem Bereich arbeiten – vergrault uns nicht und helft uns, das System in die richtige Bahn zu lenken.*

“

Alexandar J., Arzt: *Als Arzt, der zunächst in der Pflege ausgebildet wurde, weiß ich sehr genau, dass unsere erste Brücke zum Patienten die Augen der Pflegekraft sind. Mich persönlich stört es, wenn es zu einer intransparenten Zusammenarbeit zwischen Ärzten und Pflegekräften kommt. Das halte ich für inakzeptabel. Unsere Arbeit war schon immer in vielen Bereichen komplementär und muss dies auch bleiben. Das Ziel bleibt das Gleiche – optimale Gesundheitsversorgung für den Patienten.*

Julia K, staatlich anerkannte Gesundheits- und Krankenpflegerin: *Es war immer mein Traum, Menschen zu helfen und ich war stolz auf meinen Beruf. Doch inzwischen machen Politik und Gesellschaft diesen Traumberuf zu einem Beruf, für den ich mich teilweise sogar schäme. Keinem ist bewusst, dass Not und Leid den Alltag beherrschen werden, wenn das Gesundheitssystem zusammenbricht.*

Jenny, examinierte Altenpflegerin: *Ich wünsche mir die Zustände von vor 18, 19 Jahren zurück: Genug Personal, um noch so pflegen zu können, wie und auch warum ich es gelernt habe. Mit Leidenschaft und Überzeugung und nicht auf Schmerztabletten wegen des Geldes.*

“

Angelina, Fachkraft für Intensivpflege und Anästhesie: *Ich würde mir wünschen, dass auf Intensivstationen die 1:2-Betreuung wirklich durchgesetzt wird – und zwar auch nachts. Das ist bei uns leider nicht der Fall, die Patienten können teils nicht adäquat und fachgerecht versorgt werden.*

”

“

Jean, Gesundheits- und Kinderkrankenpflegerin: *Ich wünsche mir, dass wir erkennen, wie professionell wir sind – und was wir alles erreichen können, wenn wir zusammenhalten. Ich wünsche mir außerdem so viel Personal, dass die Pflege wieder Spaß macht und wir genug Zeit für die Menschen haben. Ich hoffe außerdem, dass sich jeder und jede von uns an diese eine Kollegin erinnert, bei der wir immer gesagt haben „so möchte ich nie werden".*

”

Die Kollegen werden mich hassen: Aber beschwert euch!

Es gibt einen ganz simplen Trick, um die Betreuung und die Pflege in einem Krankenhaus zu optimieren – und die Kollegen werden mich vermutlich dafür hassen, dass ich diesen Trick nenne. Der Trick ist ganz einfach: Beschwere dich! Wer sieht, dass etwa der Opa oder die Tante nicht so versorgt wird, wie es vermutlich sein sollte, der wird an der Situation nichts ändern, wenn er einfach traurig den Kopf schüttelt. Auch eine höfliche Nachfrage, hat in der Regel allein zur Folge, dass die Sache weitergeleitet wird – unternommen wird allerdings trotzdem nichts. Eine Beschwerde dagegen hat in der Regel einen deutlich größeren Effekt. Und wenn wider Erwarten keine positiven Veränderungen eintreten, sollte vielleicht noch größer gedacht werden: Zum Beispiel das Problem in den Medien thematisieren und mit Journalisten sprechen. Heutzutage geht es einfach nicht anders, so traurig das auch ist.

Während der Übergabe ist immer wieder einmal zu hören, dass die Mitarbeiter bei einem bestimmten Patienten besonders aufmerksam sein sollen. Nicht etwa, weil der Patient eine besondere Behandlung benötigt, sondern weil die Familie des Patienten gedroht hat, das Krankenhaus zu verklagen. Es wird also darauf geachtet, dass ja nichts schiefläuft. Das wirft natürlich die Frage auf, ob wir nicht bei allen Patienten darauf achten sollten, dass nichts schiefläuft, schließlich sind sie genau deshalb im Krankenhaus. Aber das wäre vielleicht zu viel verlangt, oder?

WAS WAR ZUERST DA? – DIE SCHULDFRAGE

Wenn ich über die Probleme in der Pflege schreibe, wenn es um Kosteneinsparungen und so weiter und so fort geht, dann liest sich das natürlich so, als hätten die Kliniken beziehungsweise die Klinikleitungen die Schuld an allem. Das ist zum Teil wahr, aber nicht die ganze Wahrheit. Ja, die Klinikleitungen geben entsprechende Anweisungen – jedoch gibt es noch andere Stellen, die Kliniken, Krankenhäuser und deren Leitungen dazu verdammt haben, profitabel zu sein. Und diese Stellen zählen zu dem Bereich, den wir in der Regel mit dem Begriff Politik umschreiben. Wenn wir die Probleme in der Pflege und im Gesundheitswesen angehen wollen, muss auch die Politik ins sprichwörtliche Boot geholt werden. Die Politik muss gewährleisten, dass die Kliniken sich keine Sorgen um Profitabilität machen müssen und sich stattdessen auf die Pflege der Patienten konzentrieren können. Leider besteht in der Politik nur geringes Interesse an diesem Thema. Warum? Weil wir im Grunde bereits wissen, was passiert, wenn ein Politiker krank wird und in eine Klinik muss: Er wird auf einer privaten Station mit einer privaten Pflege versorgt, sodass eine Rundumbetreuung für Politiker oder andere hochrangige Personen gewährleistet ist, ohne dass am System selbst etwas verändert wird.

Ein Freund von mir hat zu allem dem in den Sozialen Medien einmal einen Satz gepostet, der dann viral ging. Dieser Satz lautete: „Muss erst ein Kind eines Politikers sterben, damit sich etwas ändert?"

Letztlich muss man einfach sagen, dass im gesamten Gesundheitssystem die Menschlichkeit in den Hintergrund rückt, während das Thema Kosten und damit das Geld an sich eine immer größere Rolle spielt.

Ist zweimal B6 gleich einmal B12?

Natürlich stellen Auszubildende manchmal Fragen, die auf den ersten Blick unbedacht wirken. Schließlich wissen Auszubildende nicht automatisch, was für erfahrene Kräfte selbstverständlich ist. Das war bei mir selbst nicht anders. Allerdings gibt es auch Fragen, bei denen ich mich wiederum frage, ob es wirklich keine dummen Fragen gibt, obwohl das oft behauptet wird. Zum Beispiel wurde ich einmal von einer Auszubildenden gefragt, ob man statt einmal Vitamin B12 nicht auch zweimal Vitamin B6 verabreichen könne. Ich denke, man muss nicht medizinisch geschult sein, um festzustellen, dass diese Frage wirklich dumm ist.

KAPITEL 6

Arztzimmer

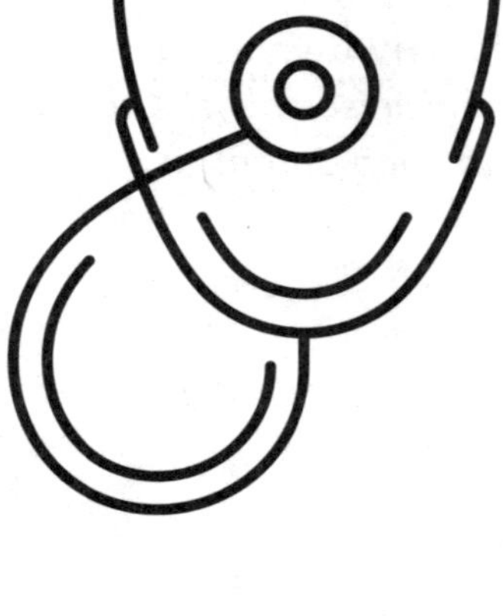

ES GIBT ÄRZTE – UND ES GIBT ÄRZTE

Okay, kommen wir zum Thema Ärzte. Bevor ich über gute und weniger gute Ärzte spreche, möchte ich erst einmal etwas klarstellen: Ärzte in den Kliniken sind oft extrem gefordert und stehen unter ähnlichem Druck wie wir Pflegekräfte. Außerdem muss gesagt werden, dass Ärzte eine immense Verantwortung tragen, ihre Dienstzeiten oft sehr lang sind und dass sie häufig unter hohem Stress arbeiten. Zudem ist auch bei ihnen Unterbesetzung ein Thema. So, das wollte ich erst mal klarstellen, bevor ich nun zum Thema komme, dass nicht alle Ärzte perfekt sind und dass sie keine unfehlbaren Halbgötter in Weiß sind.

Wenn ich zur Arbeit gehe und auf der Station ankomme, frage ich immer nach, wer heute Dienst hat. Das bezieht sich nicht zuletzt auch auf die Frage, mit welchem Arzt ich es zu tun haben werde. Denn nicht alle Ärzte sind gleich, und es gibt Ärzte, bei denen allein die Erwähnung des Namens ein Garant dafür ist, dass an diesem Tag wieder etwas passieren wird. Es gibt Tage, an denen ich schlicht und einfach darum bete, dass es keinen Notfall geben wird, weil ich sonst mit ziemlicher Sicherheit damit rechne, es zu Chaos kommen wird.

Die Hintergründe dafür können jedoch sehr unterschiedlich sein. Da gibt es einmal die Ärzte, die ich kurz und knapp als unfähig bezeichnen würde. Andere Ärzte wiederum sind immer wieder einmal von ihrer Arbeit und von ihrem Alltag überfordert. Wieder andere Ärzte nehmen uns Pflegekräfte und damit auch die Zusammenarbeit nicht ernst.

Und dann gibt es noch jene Ärzte, die einfach nicht handeln. Ich erinnere mich an einen Fall, bei dem es um eine Patientin ging, die keine Luft mehr bekam. Wir haben sie mit Sauerstoff versorgt, trotzdem besserte sich die Lage nicht. Natürlich haben wir auch den Arzt informiert. Nur leider kam der Arzt nicht. Also haben wir ihn erneut angerufen und gefragt, wo er bleibt, da wir der Patientin dringend etwas geben mussten, da sich die Situation nicht verbesserte. Die Antwort des Arztes lautete: „Ja, ja, ich komme schon." Doch er kam schon wieder nicht. Diese Situation zog sich nicht über Stunden hin, es handelte sich vielleicht um fünf Minuten – doch eine Verzögerung von Minuten kann fatal sein in einer Situation, in der es um Sekunden zwischen Leben und Tod geht. Schließlich griff eine erfahrene Schwester vom Typ Rabiata energisch zum Telefon und hat den Arzt regelrecht zusammengefaltet. Sie drohte ihm damit, den Chefarzt zu informieren und fragte ihn, wer er eigentlich zu sein glaubt. Schließlich erschien der Arzt, konnte aber auch dem inzwischen ebenfalls gerufenen Notarzt keine wichtigen Informationen geben. Er wusste die Diagnose nicht, er wusste im Grunde gar nichts. Auch die anderen Mitarbeiter auf der Station hatten wenig Erfahrung mit einem solchen Notfall, daher war der einzige glückliche Umstand, dass ich bereits Erfahrungen auf der Intensivstation gesammelt hatte und daher einige Maßnahmen ergreifen und den Notarzt instruieren konnte.

Tatsächlich gelang es uns, die Patientin zu stabilisieren. Danach kam der Notarzt auf mich zu und fragte, was wir denn hier für Ärzte hätten. Im Nachhinein musste sich der Krankenhausarzt im Rahmen eines Gespräches verantworten, da wir den Vorfall gemeldet hatten.

Nach diesem Gespräch allerdings bewies der Arzt dann noch einmal, dass er nichts aus der Situation gelernt hatte. Er kam nämlich zu uns und begann zu schreien, was das alles für Lügen seien, was uns einfalle, ihn zu verpetzen.

Besonders besorgniserregend war in diesem Zusammenhang, dass es zuvor bereits mehrere ähnliche Vorkommnisse mit diesem Arzt gegeben hatte, die am besten unter dem Begriff „Unterlassen von Hilfeleistung" zusammengefasst werden können.

Trotzdem wurden keine wirklichen Konsequenzen gezogen. Die Klinik hat den Arzt nicht entlassen, sondern beschäftigte ihn weiter.

Einfach nur traurig: Der Fall des 150-Kilo-Mannes

Einer der wenigen Fälle, der mich während meiner Jahre in der Pflege wirklich fassungslos und unsagbar traurig gemacht hat, ereignete sich bereits in meinem ersten Ausbildungsjahr. Damals sollte ich gemeinsam mit einem Praktikanten einen Patienten versorgen. Also begaben wir uns in das Zimmer, in dem der Mann lag. Dieser Mann war gut 150 Kilogramm schwer und er war vom Hals abwärts komplett gelähmt. Geistig war dieser Mann jedoch vollkommen klar, er bekam alles mit und hörte natürlich auch, was die Menschen um ihn herum sagten. Doch nicht jedem war bewusst, was er mitbekam.

Neben seiner Querschnittslähmung litt dieser Mann unter einer Vielzahl von Krankheiten und war gerade erst aus einem Pflegeheim in unsere Klinik verlegt worden. Während wir nun den Patienten versorgten, betrat die Visite das Zimmer.

Allerdings ist es inzwischen so, dass die Ärzte kaum noch mit den Patienten sprechen, sondern sich fast ausschließlich untereinander austauschen. Also übernahmen die Assistenzärzte die Übergabe. Plötzlich sagte der Oberarzt laut und für alle hörbar, dass der Patient ohnehin sterben würde und man ihn wieder zurück ins Pflegeheim schicken solle. Danach haben die Ärzte das Zimmer wieder verlassen, während der Praktikant und ich vollkommen schockiert am Bett des Patienten standen. Der Patient schaute mich an, während ich noch vollkommen überfordert von der Situation war und nicht wusste, wie ich reagieren oder was ich sagen sollte. Schließlich entschuldigte ich mich bei ihm für das gerade Geschehene und das eben Gesagte. Der Patient meinte darauf sehr ruhig, dass es schon gut sei, dass ich mir keinen Kopf machen solle. Dennoch waren deutlich Tränen in seinen Augen zu sehen. Der Praktikant wusste immer noch nicht, was er sagen oder wie er reagieren sollte. Also habe ich entschieden, dass wir einfach unsere Arbeit fortsetzen und erst einmal kein Wort darüber verlieren, was der Oberarzt gesagt hatte. Also versorgten wir den Patienten, verließen schließlich das Zimmer und ich erzählte einer Schwester, was wir erlebt hatten. Der Schwester hatte wenig mehr zu sagen, als dass besagter Arzt immer so sei. Eine weitere Kollegin bestätigte, dass dieser Arzt immer so – gefühllos – sei, dass er aber von allen bewundert werde, da er das meiste Geld in die Kassen der Klinik bringe. Aus diesem Grund wurde dieser Arzt auch nie zur Rede gestellt und vermutlich ist er auch heute noch genauso gefühllos und erfolgreich in seinem Beruf. Was aus dem Patienten geworden ist, weiß ich nicht. Ich vermute jedoch, dass der Arzt recht behalten hat und der Mann bald darauf verstorben ist – mit dem Wissen, dass es da draußen Ärzte gibt, die sich keine Sekunde lang um die Gefühle der Patienten scheren.

DENN SIE WISSEN NICHT, WAS SIE TUN: UNFÄHIGE ÄRZTE

Immer noch herrscht die Überzeugung, dass Ärzte aufgrund ihres langen Studiums wissen sollten, was sie tun. Die Realität zeigt allerdings: Auch Halbgötter in Weiß können sich letztlich als inkompetente Exemplare entpuppen, aber ebenso gibt es Pflegekräfte, die vollkommen unfähig sind – und wir alle können nur froh sein, wenn wir es in einem Notfall niemals mit einem solchen Menschen zu tun bekommen.

Im Grunde genommen ist die Situation äußerst problematisch. Diejenigen, die besonders darunter leiden, sind zweifellos die Patienten. Sie sind mitunter von unerträglichen Schmerzen betroffen – und dann kommt ein Arzt und erhöht möglicherweise ein Schmerzmittel nur um ein Mindestmaß, was dem Patienten jedoch kaum spürbare Erleichterung bringt.

Wir alle – sowohl Pflegekräfte als auch Ärzte – haben gelernt, dass kein Patient Schmerzen ertragen muss. In der Realität aber sagen dann wir Pflegekräfte, dass Patient X unter Schmerzen leidet, Arzt Y schaut nach, und sagt dann nur, dass die Dosis eigentlich ausreichen müsste. Woraufhin wir wiederum antworten, dass es bei diesem Patienten jedoch nicht der Fall ist, da wir ihn über längere Zeit begleiten und seine Situation gut kennen. Der Arzt schlägt vor, den Patienten anders hinzulegen. Wir beharren noch einmal darauf, dass die Schmerzmitteldosis für diesen Patienten erhöht werden sollte. Der Arzt oder der Assistenzarzt erwidert, dass solch eine Entscheidung zuerst mit dem Oberarzt besprochen werden müsse, jedoch will man wegen so einer Lappalie nicht extra den Oberarzt anrufen.

Bei solchen Situationen geht es nicht etwa um das liebe Geld, da mehr Medikamente ja auch mehr Geld kosten. Es geht vielmehr um die Persönlichkeit und die Hierarchien. Der Assistenzarzt zögert, den Oberarzt anzurufen, aus Angst, verbal zusammengefaltet zu werden und so seine Karriere in irgendeiner Form zu gefährden. Dabei wird oft vergessen, dass es nicht um Karrieren geht, sondern dass die Bedürfnisse der Patienten an erster Stelle stehen sollten, deren Leiden treten jedoch häufig in den Hintergrund, wenn es um die Befindlichkeiten der Ärzte geht.

Mit solchen Aussagen möchte ich nicht verallgemeinern oder den Eindruck erwecken, dass heutige Ärzte schlechter sind als frühere Generationen. Denn auch hier geht es letztlich um das System als solches. Die Ärzte heute werden viel schneller allein gelassen, sie werden nicht mehr an die Hand genommen und lernen daher möglicherweise nicht genug für den täglichen Umgang mit Herausforderungen.

Anders ausgedrückt: Die Ärzte absolvieren auch heute noch ein gutes Studium. Doch im Rahmen ihres Studiums haben sie kaum mit Patienten zu tun. Daher fängt das Lernen in Bezug auf den Umgang mit Patienten letztlich erst auf den Stationen an. Es wäre ratsam und notwendig, dass frischgebackene Ärzte nach ihrem Studium von einem Oberarzt an die Hand genommen werden und in den Umgang mit den Patienten auf einer Station eingeführt werden. Dazu zählt auch, dass der junge Arzt lernt, die Diagnosen zu stellen. Der Oberarzt könnte beispielsweise fragen, wie er vorgehen würde und welche Diagnose er vermutet. Nur so kann ein junger Assistenzarzt all das lernen, was ihn später zu einem guten Arzt werden lässt. Das funktioniert hingegen nicht, wenn der Arzt mit seinen falschen Diagnosen allein gelassen wird, weil niemand da ist, der ihm sagt, dass seine Diagnose falsch ist. Diese Art von Anleitung und Unterstützung fehlt heutzutage oft, sowohl im medizinischen Bereich als auch in der Pflege.

Darf man eigentlich gar nicht sagen – aber …

Wenn Pflegekräfte davon sprechen, dass sie heute noch „einkaufen" gehen wollen, dann ist damit weder ein Ausflug in den Supermarkt noch in die nächste Boutique gemeint. Es geht vielmehr darum, sich umzuschauen, welche Medikamente vorrätig sind, die man auch daheim brauchen könnte. Ibuprofen zum Beispiel oder Paracetamol – also all jene Medikamente, die wir alle irgendwann einmal im Alltag einsetzen. Allerdings betrifft das „Einkaufen" nicht nur Medikamente, es geht auch um Wundverbände, Pflaster oder Desinfektionsmittel. Wenn ich also von Pflegekräften oder Ärzten spreche, die „einkaufen" gehen, dann meine ich damit, dass sie sich gelegentlich bedienen. Das ist am Ende des Tages natürlich nichts anderes als Diebstahl, aber es ist eben auch die Realität, dass solche Dinge stattfinden.

6.5 GÄSÄ – GUTE ÄRZTE, SCHLECHTE ÄRZTE

Unter den Assistenzärzten gibt es natürlich auch solche, die auf die Station kommen und ein übertriebenes Selbstbewusstsein an den Tag legen. Sie glauben, alles zu wissen, und erwarten, dass die Pflegekräfte diesen göttlichen Status wie selbstverständlich akzeptieren. Allerdings werden diese Ärzte dann immer wieder einmal mit erfahrenen Schwestern vom Typ Rabiata konfrontiert. Sie weist auch solche Ärzte in ihre Schranken, und macht unmissverständlich klar, wie die Dinge gehandhabt werden – und falls sie das nicht akzeptieren wollen, dann wird mal ein Wort mit dem Oberarzt gesprochen.

Abgesehen von den Ärzten, dich sich in einem Zustand der Gott-Gleichheit wähnen, gibt es auch solche, denen der Rest der Welt und ihre Kollegen vollkommen egal ist. Es kommt durchaus vor, dass ein Arzt einen Zugang legt, den Raum anschließend verlässt, ohne sich darum zu scheren, dass überall Blut ist. Es liegen außerdem auch noch Spritzen und Kanülen auf dem Tisch und im Bett. Gerade Letzteres ist extrem gefährlich – ganz abgesehen davon, dass auch die Laken noch voller Blut sind, weil keine Unterlage verwendet wurde. All das natürlich, ohne uns Bescheid zu sagen, denn der Rest der Welt existiert scheinbar nur, um den Arzt zu bewundern und hinter ihm aufzuräumen.

Zum Glück gibt es nicht nur solche Arten von Assistenzärzten. Es gibt glücklicherweise auch jene, die auf die Station kommen und offen sagen, dass sie neu sind. Sie geben zu, dass sie eben noch längst nicht alles können und sind dankbar für Tipps oder Hinweise auf Fehler. Oder sie möchten einfach gezeigt bekommen, wie es richtig gemacht wird. Diese Ärzte sind letztlich Gold wert. Denn einerseits können wir ihnen unsere pflegerische Expertise mitgeben, während diese Ärzte uns immer wieder auch Dinge erklären, die wir nicht wissen.

Es gab eine Zeit, in der ich im Nachtdienst auf einer neurologischen Station im Einsatz war. Da gab es dann eine Nacht, in der es ständig klingelte, die Patienten hatten kleinere und größere Probleme und ich musste Medikamente bereitstellen. Ich war allein für etwa 25 Patienten zuständig und es klingelte ununterbrochen. Der Arzt bekam das mit und wollte mir helfen, da er sah, wie konzentriert ich an den Medikamenten war. Das war für mich eine große Erleichterung, da diese ständigen Unterbrechungen bei der Medikamentenvergabe gefährlich sein können und zu Fehlern führen können. Eigentlich ist es gar nicht mehr erlaubt, dass man nachts Medikamente stellt, aber in vielen Krankenhäusern wird es immer noch so praktiziert – und man nimmt einfach hin, dass Fehler gemacht werden können. Patienten bekommen also falsche Medikamente, weil Krankenpfleger übermüdet und unkonzentriert waren. Na ja, heißt es dann, egal – solange es nicht rauskommt. Aber noch einmal zurück zu dem hilfreichen Arzt: Das war für mich ein unglaublich emotionaler Moment, da ich dachte, dass dies genau das ist, was wir uns alle wünschen – gegenseitige Unterstützung. Genau das ist es, was ich mir für die Zukunft in noch viel größerem Umfang wünsche. Dass wir Pflegekräfte und Ärzte wirklich Hand in Hand arbeiten und uns gegenseitig ergänzen. Denn am Ende des Tages geht es nicht darum, wer mehr kann oder wer schlauer ist, es geht darum, dass die Patienten gut versorgt werden. Das ist das Wichtigste.

Genau das haben viele Ober- und Chefärzte inzwischen vielfach vergessen. Sie schreiten wie Götter über die Flure und sind eingebildet bis zum Gehtnichtmehr. Da frage ich mich immer wieder, wofür sie sich halten und worauf sie sich etwas einbilden. Natürlich retten Ärzte Menschenleben, aber genau das tun wir Pflegekräfte auch. Was ist eigentlich der Kern dieses Berufs? Ist es wichtig, dass der Arzt seinen weißen Kittel trägt, und dass er gutes Geld verdient? Oder ist es wichtig, dass Menschen geholfen wird? Bei dieser Hilfe sind nicht nur die Ärzte beteiligt, sondern alle. Damit meine ich auch Pflegehelfer, die Küchenkräfte, die das Essen austeilen, und natürlich diejenigen, die die Betten beziehen. Sie alle helfen uns dabei, Zeit zu sparen, die wir direkt für die Pflege der Patienten nutzen können. Und: Ohne Reinigungskräfte würde in einem Krankenhaus ebenfalls nichts funktionieren. Denn ohne Reinigungskräfte wäre nichts sauber, wir hätten überall mit Viren und Bakterien zu kämpfen, die der Gesundheit der Patienten zusätzliche Probleme oder Schäden zufügen könnten.

Im einem Krankenhaus ist wirklich jeder wichtig, damit alles funktioniert. Natürlich auch jene Mitarbeiter, die beispielsweise Patienten in deren Betten in den OP schieben. In diesem Zusammenhang erinnere ich mich an eine Aussage einer Schwester, die ich seitdem nie wieder vergessen habe: „Wenn ein Mensch eine Reinigungskraft genauso grüßt wie den Oberarzt, dann ist es ein guter Mensch." Dem ist eigentlich nichts mehr hinzuzufügen, außer der Tatsache, dass es immer noch oder immer wieder Menschen gibt, die der Meinung sind, eine Putzfrau sei es nicht wert, dass man „Guten Tag" zu ihr sagt. Ich jedenfalls hab mir diesen Satz seitdem zu Herzen genommen, und ich sage wirklich zu jedem „Hallo" oder „Guten Tag". Ich biete auch der Reinigungshilfe einen Kaffee an, wenn ich das Gefühl habe, sie könnte einen gebrauchen. Seitdem ich das so mache, habe ich auch das Gefühl, dass solche Kleinigkeiten beziehungsweise Selbstverständlichkeiten die gesamte Atmosphäre beeinflussen können. Wenn sich jeder wertgeschätzt fühlt, arbeiten alle mit mehr Freude und Engagement. Es ist traurig, dass ich zu diesem Thema so viel zu sagen und zu schreiben habe, denn ich kann nicht davon ausgehen, dass jeder genauso denkt oder handelt.

WIE EMOTIONSLOS KANN MAN SEIN?

Wir hatten einen Brand in der Notaufnahme, bei dem letztlich auch ein Patient ums Leben kam. Den Verantwortlichen fiel nichts Besseres ein, als eine Schülerin im ersten Lehrjahr abzustellen, um zu helfen. Ihre Aufgabe bestand darin, Patienten von den Stationen zu holen und sie beispielsweise auf die Balkone zu bringen. Die Schülerin war hoffnungslos überfordert und brach schließlich in Tränen aus. Daraufhin kam die Pflegedienstleitung auf sie zu, bestellte ihr ein Taxi und schickte sie nach Hause. Nun könnte man meinen, dass es sich dabei um eine gute und auch rücksichtsvolle Aktion handelte. Jedoch kam die Leiterin mit einem lachenden Gesicht zu den Kollegen und lästerte über die Schülerin, weil sie geweint hatte. Nach dem Motto: Warum heult sie denn? Die soll sich nicht so anstellen. Woraufhin sich eine erfahrene Schwester – Typ Rabiata – zu Wort meldete und für die Schülerin eintrat. Es sei wirklich frech, eine Schülerin im ersten Lehrjahr bei so einem Unglück helfen zu lassen, das hätte man den Examinierten überlassen sollen. Aber da hätte es meinen pflegerischen Kollegen wohl auch an bisschen Hirn, Empathie und Menschlichkeit gefehlt. Außerdem sei es eine wahrhaft schreckliche Situation, bei der es nur natürlich sei, dass ein Mensch Emotionen zeige.

Das änderte allerdings nichts daran, dass die Pflegedienstleiterin weiterhin vor anderen Kollegen über die Schülerin lästerte und insbesondere darüber, dass sie geweint hatte. Warum ich von diesem Fall erzähle? Einfach weil er ein Beispiel dafür ist, dass wir immer wieder mit unseren Emotionen umgehen müssen, dass es bedauerlicherweise in diesem Beruf auch Menschen gibt, die eine völlige Empathielosigkeit zur Schau stellen. Dieser Fall und diese Situation sind Beispiel dafür, wie unterschiedlich Menschen sind – und zwar nicht zuletzt auch jene, die in der Pflege arbeiten.

Bei manchen Ärzten habe ich ohnehin das Gefühl, dass sie mit dem Begriff „Gefühl" auf Kriegsfuß stehen. Oder dass sie sich weigern, so etwas wie Mitgefühl zuzulassen oder möglicherweise sogar ein Mindestmaß davon zu besitzen.

Anders kann ich es mir zum Beispiel nicht erklären, dass ein Oberarzt in ein Patientenzimmer geht, dort einem Patienten schonungslos mitteilt: „Morgen werden wir Ihnen das komplette Bein amputieren, tschüs!"

Diese Patienten sind daraufhin natürlich entsetzt, sie sind aufgelöst und liegen weinend in ihren Betten. Natürlich wünschen sich die Patienten, dass jemand mit ihnen spricht und sie vielleicht sogar tröstet. Wir nehmen uns Zeit für diese Patienten und sie erzählen uns, wie gefühllos sie von den Ärzten behandelt wurden. Wir wiederum versuchen auf irgendeine Weise tröstende Worte zu finden und hoffen, dass diese Worte Trost spenden. Im Fall einer Amputation beispielsweise erwähnen wir, dass es heutzutage vielfältige Möglichkeiten und Prothesen gibt, mit denen das Leben fast ohne Einschränkungen fortgesetzt werden kann. Gleichzeitig versuche ich, den Chirurgen, der so rücksichtslos gehandelt hat, auch noch gut dastehen zu lassen. Ich sage den Patienten, dass es sich um einen sehr kompetenten Chirurgen handelt, der seine Arbeit stets fehlerfrei erledigt. Ich betone auch, dass dieser Arzt im Grunde kein schlechter Mensch ist, dass er nur gerade unter Stress steht, da er sich auch noch um einen Notfall kümmern musste.

Anders ausgedrückt: Ich lüge einfach, damit die Patienten zumindest ein gutes Gefühl haben in Bezug auf den bevorstehenden Eingriff. Leider ist es heutzutage oft so, dass Patienten mit einem schlechten Gefühl in die Operation gehen, unter anderem weil kaum noch angemessen über den geplanten Eingriff aufgeklärt wird. Die Empathie scheint weitgehend verloren gegangen zu sein.

Dazu muss ich aber auch sagen, dass es uns Pflegekräften nicht anders ergeht. In Laufe der Zeit härtet man einfach ab.

Metin, der Einlauf-Beauftragte

Wenn man als Mann in der Pflege arbeitet, hat man oft das vermeintliche Privileg, sich um die männlichen Patienten kümmern zu müssen. Dazu gehört gelegentlich die Aufgabe, einen Einlauf zu geben – was natürlich nicht unsere Lieblingsaufgabe ist. Manchmal hat man jedoch Pech, und plötzlich sollen fünf Männer im Krankenhaus einen Einlauf bekommen. Und wenn es einen Pfleger auf der Station gibt, dann muss dieser Pfleger die Aufgabe übernehmen, da sich viele Patienten gegenüber den weiblichen Kolleginnen damit unwohl fühlen. Das gilt insbesondere, wenn sich unter diesen männlichen Patienten möglicherweise Kinder oder Jugendliche in der Pubertät befinden. Das alles ist für mich kein Thema, das ist selbstverständlich. Aber dann gibt es eben diese Tage, an denen ich permanent angerufen werde. So in dem Stil: „Lieber Metin, wir haben gehört, dass du heute da bist. Wir haben da diesen Jungen und es wäre nett, wenn du dem einen Einlauf geben könntest." An solchen Tagen machen sich dann vor allem die Kolleginnen darüber lustig, dass ich mal wieder der Einlauf-Beauftragte bin.

Und wer das alles nun amüsant findet, dem kann ich auch von einem Vorfall berichten, der sich für manche vielleicht zunächst lustig anhört, aber am Ende alles andere als lustig ist. Ich erinnere mich dabei vor allem an den Fall eines Pflegeschülers, der einen solchen Einlauf geben sollte, jedoch bei einer Frau. Aufgrund seiner Unerfahrenheit und Nervosität verabreichte er den Einlauf allerdings nicht über den Anus, sondern über die Vagina. Haha, zum Lachen? Nein, leider ganz und gar nicht zum Lachen. Denn genau das ist äußerst gefährlich. Ich muss zugeben, dass ich diesen Fall nicht persönlich erlebt habe, aber während unserer Ausbildung wird uns allen von diesem Ereignis erzählt, damit wir bloß nicht diesen wirklich fatalen Fehler begehen.

KAPITEL 7

Deeskalations-techniken

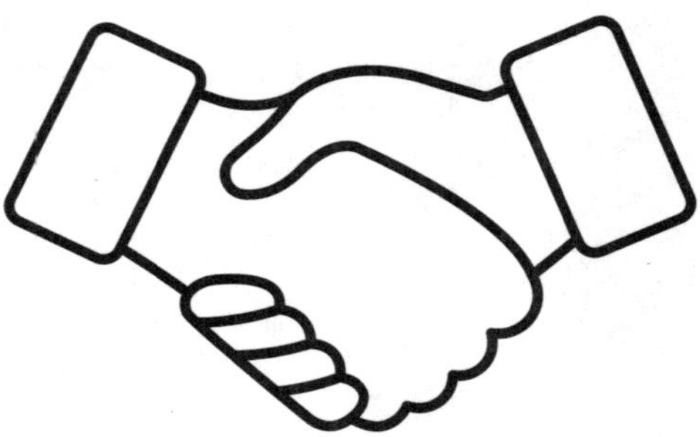

DAS FREMDWORT RESPEKT

Wenn die Menschlichkeit in den Hintergrund gedrängt und das Geld in den Vordergrund gestellt wird, steht dies in engem Zusammenhang mit einem anderen Begriff: Respekt. Oder besser gesagt Respektlosigkeit. Letztlich bedeutet all das, dass die Gesundheitseinrichtungen ihren Respekt gegenüber den Patienten verlieren und zudem immer weniger Respekt für ihre eigenen Leute, die Pflegekräfte, aufbringen.

Das ist jedoch nur eine Seite der Medaille. Auf der anderen Seite fällt uns Pflegekräften immer stärker auf, dass auch die Patienten selbst immer weniger Respekt für diejenigen aufbringen, die ihnen helfen und sie in der Klinik betreuen. Es beginnt bereits mit vermeintlichen Kleinigkeiten, wie zum Beispiel, wenn Patienten uns einfach duzen, nach dem Motto „Hör ma" oder „Mach ma". Auch die Notfallklingel wird längst nicht mehr als Instrument für einen echten Notfall betrachtet. Oftmals betätigt ein Patient die Klingel, nur um von uns zu erwarten, dass wir ihm die Fernbedienung vom Boden aufheben. Es geht um das Öffnen der Fenster, das Zuziehen der Gardinen, das Holen einer Bürste aus dem Badezimmer oder einfach nur darum, dass dem Patienten das Essen nicht geschmeckt hat. Respektlosigkeit zeigt sich aber auch darin, dass Patienten sich entblößen oder sich einfach nicht selbst waschen, zumindest solange sie nur mit uns Pflegekräften zu tun haben. Wenn schließlich die Visite ansteht und somit Kontakt zu den Ärzten besteht, bemerkt man, dass sich die Patienten gründlich kämmen, sich waschen und auch höflich mit den Ärzten kommunizieren.

Was mich immer wieder zu der Frage führt, ob ein gepflegter und höflich antwortender Patient nur das Privileg der studierten Fachkräfte ist.

Für uns hingegen erscheint es oft so, also ob Patienten ihre Selbstständigkeit und ihr Schamgefühl beim Betreten des Krankenhauses an der Pforte abgeben. Gestern war Patient X noch ein ganz normaler Mensch, der sich auch den Regeln der Gesellschaft unterworfen hat. Doch plötzlich, nur einen Tag später, ist dieser Patient X krank und schwach, sodass ihm sogar die Kraft fehlt, sich selbst die Hände zu waschen. Gerade eben ist dieser Patient eigenständig mit einem Koffer in der Hand zu seinem Patientenzimmer gelaufen, doch nun scheinen alle Kräfte aus seinem Körper gewichen zu sein. Wenn man diesen Patienten dann darauf hinweist, dass er alltägliche Dinge immer noch ohne Hilfe bewältigen kann, dann lautet die Antwort nicht selten in barschem und ablehnendem Ton: „Dafür werden Sie doch bezahlt, stellen Sie sich nicht so an!" Eine andere Reaktion lautet beispielsweise: „Sie haben sich den Job doch selber ausgesucht."

Eine weitere Variante der Respektlosigkeit und des Abgebens der Menschlichkeit an der Krankenhauspforte ist immer wieder zu beobachten: Patient X taucht plötzlich in einem anderen Patientenzimmer auf, in dem die Pflegekräfte gerade mit einem Notfall zu kämpfen haben, bei dem es um nichts Geringeres als ein Menschenleben geht. Warum dieser Patient dort steht? Kommt darauf an: Manche sind einfach neugierig, wollen „mal was erleben", anderen ist letztlich vollkommen egal, was dort geschieht, sie wollen einfach nach einem Kissen oder etwas ähnlich Banalem fragen.

Aber wenn wir bei Respektlosigkeiten sind, dann muss natürlich auch die Respektlosigkeit untereinander zur Sprache kommen, beziehungsweise die Respektlosigkeit zwischen der Pflegedienstleitung und uns Pflegekräften. Diese Respektlosigkeit spiegelt sich in zahllosen Punkten wider. Zum Beispiel werden wir zwar gefragt, ob wir mal wieder für jemanden einspringen können. Doch diese Frage ist keine wirkliche Frage ist, sondern vielmehr eine getarnte Anordnung, bei der erwartet wird, dass man ihr Folge leistet. Und natürlich sollte niemand für ein solches Einspringen ein Dankeschön erwarten. Zudem würfen wir nicht erwarten, dass Vorgesetzte uns einfach mal fragen, wie es uns geht, ob die Arbeit gut läuft oder was auch immer.

„SIE HABEN ABER EINEN SCHÖNEN HINTERN“

In unserem Beruf kommt es leider auch immer wieder vor, dass wir von Patienten angegriffen werden. Es kommt auch häufig zu sexuellen Übergriffen, sowohl gegenüber Frauen als auch gegenüber Männern. Beispielsweise greifen männliche Patienten manchmal Krankenschwestern oder auch Pflegeschülerinnen an den Po. Es ist auch nicht ungewöhnlich, dass Patienten bei der Intimpflege eine Erektion bekomme, was an sich natürlich ist. Nicht schön ist allerdings, wenn diese Patienten daraufhin fragen, ob den Pflegern oder Pflegerinnen gefällt, was sie da zu sehen bekommen.

Dazu muss man sagen, dass derartige Übergriffe überwiegend von männlichen Patienten begangen werden, aber es nicht ausschließlich Männer sind. Ich selbst habe erlebt, dass mich eine Patientin am Po berührt hat. Es gibt auch Handlungen, die die Grenze zum sexuellen Übergriff zwar nicht überschreiten, die aber trotzdem unangenehm und unangemessen sind. Zum Beispiel wenn eine Patientin mich am Arm berührt und streichelt und dabei sagt, dass ihr meine Arme gefallen.

Das alles hat eventuell auch mit einem Missverständnis zu tun. Als Krankenpfleger berühren wir Patienten auch an intimen Stellen, allerdings immer ausnahmslos aus professionellen Gründen. Doch es scheint, dass manche Patienten dies ein wenig anders interpretieren, dass sie denken, wir berühren sie, weil es uns gefällt. Was nicht der Fall ist.

Diese Übergriffigkeit bezieht sich jedoch nicht immer auf unangemessene Berührungen. Gerade weibliche Pflegekräfte bekommen immer wieder auch unangemessene Sprüche zu hören. Es fängt mit „Sie sind aber eine Hübsche" an und hört mit „Sie haben aber einen schönen Hintern" nicht auf. Manchmal werden solche Sätze anzüglich kombiniert. Wenn ein Patient einer Schwester zum Beispiel sagt, dass sie hübsch sei und dann ergänzt, dass er sich deshalb gerne von einer Schwester pflegen lassen möchte. Solche Äußerungen sind einfach unangemessen, so etwas sagt man nicht, wenn man noch ein wenig Achtung vor seinem Gegenüber oder anderen Menschen im Allgemeinen hat.

Dann gibt es noch die Übergriffe, die keinen sexuellen Hintergrund haben, die jedoch nicht weniger schlimm sind. Denn immer wieder haben wir es auch mit Patienten zu tun, die uns beleidigen, anspucken oder sogar beißen. Manchmal lassen sich derartige Handlungen auf die Art der Erkrankung zurückführen, aber es gibt auch Patienten, die einfach sauer werden und auf diese Weise reagieren. Zum Beispiel wenn sie das Gefühl haben, zu grob angefasst worden zu sein. Ziehen wir Patienten ihre Patientenhemden an, kann es schon mal vorkommen, dass dabei ein Finger für einen Moment eingeklemmt wird. Reagiert der Patient dann mit einem „Aua" oder „Das tut weh", dann ist das ja kein Problem. Dann entschuldigen wir uns, und achten darauf, dass so etwas nicht noch einmal geschieht. Es gibt jedoch auch Patienten, die nicht einfach „Aua" sagen, sondern eine Hand zur Faust ballen und uns damit schlagen. Am liebsten würde ich dann natürlich sagen, dass es das für mich war, dass ich mit dem Patienten fertig bin und er gefälligst sein Hemd alleine anziehen soll. In der Realität mache ich das natürlich nicht. Ich sage dann vielleicht, dass sich so etwas nicht gehört, dass ich meine Arbeit an dem Patienten beende – tatsächlich mache ich aber professionell weiter.

Besonders problematisch wird dies vor dem Hintergrund, dass es auch schwangere Pflegekräfte gibt, die ihre Arbeit machen. Wenn eine dieser Schwestern in den Bauch geboxt wird, möchte man gar nicht erst über die möglichen Folgen nachdenken.

Zu all dem muss noch etwas gesagt werden: Natürlich bekommen wir auch Informationen über die Patienten. Dann wissen wir zum Beispiel, dass wir bei einem Patienten vorsichtig sein müssen, da der bekannt dafür ist, aggressiv zu werden. Bei einem anderen Patienten haben wir vielleicht von seiner Vorgeschichte gehört, dass er bereits seine Ehefrau geschlagen hat. Es gibt jedoch immer wieder auch jene Fälle, in denen es keine Vorwarnung gibt, weil die Patienten in keiner Weise auffällig geworden sind. Plötzlich schlagen dann aber auch diese Menschen wie aus dem Nichts und völlig überraschend zu.

Wie immer gibt es auch hier eine andere Seite zu betrachten. Denn wir müssen uns immer auch bewusst sein, dass wir es mit Menschen zu tun haben, die sich in einer Ausnahmesituation befinden. Sie haben vielleicht gerade eine schwere Diagnose bekommen, sind vielleicht allgemein frustriert wegen der Situation, in der sie sich befinden. Patienten sind oft traurig und unzufrieden. Das alles verstehe ich, das alles verstehen wir. Dennoch dürfen wir es nicht einfach hinnehmen, wenn daraus Übergriffe resultieren.

Und wenn wir schon von Übergriffen in der Pflege sprechen, müssen wir auch ein weiteres Thema ansprechen, das gerne mal verdrängt wird: Rassismus. Der Personalmangel in der Pflege führt dazu, dass verstärkt versucht wird, Personal aus dem Ausland zu bekommen. Da handelt es sich auch um Menschen mit unterschiedlicher Hautfarbe, die vielleicht die deutsche Sprache noch nicht perfekt beherrschen.

Das wiederum führt am Ende dann zu Situationen, in denen ein Patient beispielsweise sagt, er möchte sich von einem Schwarzen nicht pflegen lassen. Eine solche Haltung wird einerseits nicht toleriert, anderseits wird dem Patienten am Ende auf indirektem Weg nachgegeben. Zum Schutz der schwarzen Pflegekraft werden dann nämlich nur noch weiße Pflegekräfte zu dem Patienten geschickt. Der Patient hat letztlich also dadurch gewonnen, dass wir die dunkelhäutige Pflegekraft nicht der Gefahr durch solch rassistische Patienten aussetzen wollen. In solchen Fällen wünsche ich mir immer wieder auch ein stärkeres Eingreifen der Ärzte. Denn die Ärzte sind diejenigen, die Patienten entlassen können. Sie sollten auch gegen solche rassistischen Verhaltensweisen vorgehen und deutlich machen, dass ein solches Verhalten nicht geduldet wird.

Es gibt noch weitere Formen des Rassismus, die sich nicht allein auf die Hautfarbe beziehen. Es kann vorkommen, dass eine polnische Pflegekraft von einem Patienten abgelehnt wird, weil der Patient darauf besteht, dass er eine deutsche Pflegekraft bekommt, solange er sich in Deutschland befindet.

Wenn es um Übergriffe und Rassismus geht, muss man immer auch die Frage des Respekts stellen. Denn Übergriffe in der Pflege betreffen in der Regel die Pflegekräfte, auch Rassismus bezieht sich meistens auf sie. Ein Grund dafür ist sicher der mangelnde Respekt. Viele Patienten sehen uns nicht als gleichwertige Institution, sondern betrachten uns von oben herab, da wir diejenigen sind, die die Hintern wischen. Wirklichen Respekt haben Patienten dagegen vor Ärzten. Aus diesem Grund sind Übergriffe in Zusammenhang mit Ärzten auch eher die Ausnahme und kommen kaum vor. Nur sehr wenige Patienten würden sich zum Beispiel trauen, einer Ärztin an den Po zu fassen. Auch in Bezug auf Rassismus gibt es Unterschiede. Wenn ein Patient sagt, er will sich nicht von einem Schwarzen pflegen lassen, dann bezieht sich das auch wieder allein auf das Thema Pflege und damit auf die vermeintlich austauschbare Pflegekraft. Wenn es jedoch um die Behandlung durch einen dunkelhäutigen Arzt geht, sieht die Sache schon wieder ganz anders aus. In solchen Fällen sind selbst die härtesten Rassisten etwas zurückhaltender, da sie dem Beruf des Arztes Respekt entgegenbringen und die Hautfarbe des Arztes in den Hintergrund rückt. Das lässt sich nicht rechtfertigen und ist nicht schön, aber es ist nun einmal so.

Dazu muss ich ergänzend noch sagen, dass Ärzte in der Regel nicht alleine in die Patientenzimmer gehen. Sie kommen etwa bei der Visite meist in einer Gruppe. In dieser Gruppe wiederum hat der Oberarzt das Sagen, und ich persönlich kenne keinen schwarzen Oberarzt. Wenn also ein dunkelhäutiger Assistenzarzt dabei ist, dann hat dieser ohnehin nicht viel zu sagen, was allerdings für Assistenzärzte jeglicher Hautfarbe gilt.

Achtung, jetzt kommt ein Karton!

Jeder Patient ist einzigartig und manche Patienten unterscheiden sich in mehrfacher Hinsicht von anderen. Ich erinnere mich zum Beispiel an eine obdachlose Patientin, die in einem stark vernachlässigten Zustand war. Sie war total schmutzig, also wurde sie von den Pflegekräften erst einmal gründlich gewaschen. Die Frau wirkte zudem völlig orientierungslos und sie zog ständig die Kleidung aus, die ihr angezogen wurde. In Krankenhäusern gibt es diese speziellen Patientenhemden, mit denen wir versuchten, sie zu bekleiden. Leider half auch das nicht viel, sie zog auch diese Hemden immer wieder aus und stand vollkommen nackt da. Daher wurde über eine Alternative nachgedacht. Die Lösung bestand schließlich darin, ihr

Kleidung anzuziehen, wie wir Pfleger sie üblicherweise tragen. Mit Erfolg: Sie zog diese Kleidung nicht mehr ständig aus.

*Irgendwann saßen wir gemeinsam im Dienstzimmer, als ein anderer Patient im Türrahmen erschien. Er erzählte, dass er gerade eine unserer Kolleginnen gesehen habe, die sich merkwürdig verhielt. Denn gerade habe er diese Kollegin dabei beobachtet, wie sie in einen Karton gek*ckt habe. Wir alle haben natürlich erst einmal völlig überrascht nachgefragt, wer wo in einen Karton gek*ckt haben soll. Worauf der Patient noch einmal wiederholte, dass es eine der Schwestern war. Daraufhin eilten ein paar Kollegen los und tatsächlich fanden sie die genannte Patientin in ihrem Pflegekraft-Outfit in einem Lagerraum, wo sie das tat, worüber der Patient berichtet hatte. Nach dieser überraschenden Entdeckung musste der Patient zunächst einmal aufgeklärt werden, dass es sich bei der Frau um keine Krankenschwester handelte, sondern ebenfalls um einen Patientin, der wir aus den genannten Gründen diese Kleidung angezogen hatten. Mit anderen Worten: Es kommen immer wieder Dinge vor, die sich selbst mit großer Fantasie niemand ausdenken könnte.*

SIND SIE NICHT MEHR BELASTBAR GENUG?

Wenn sich einer von uns Pflegekräften dazu entscheidet, das Gespräch mit Vorgesetzten zu suchen, um ihnen mitzuteilen, dass es uns nicht gut geht, dass wir uns ausgelaugt fühlen, können wir ziemlich sicher sein, dass niemand uns in den Arm nimmt oder uns fragt, wie die Situation verbessert werden kann. Stattdessen wird die Reaktion auf unsere Äußerung mitleidlos ausfallen. Wir werden gefragt, ob wir etwa nicht mehr belastbar genug für den Job sind, begleitet von Kommentaren wie „Sie wissen schon, in welchem Job Sie hier arbeiten, oder?". Und dass es immer wieder Kolleginnen gibt, die dem Stress und dem Druck nicht mehr standhalten können, ist ebenfalls zu einer Art Selbstverständlichkeit geworden, mit der sich niemand befassen mag. Kündigt zum Beispiel eine Pflegekraft, dann fragt niemand, warum oder wie es zur Kündigung gekommen ist. Stattdessen wird emotionslos der Stempel auf die Papiere gedrückt – und kein Mensch interessiert sich dafür.

Ich habe selbst den Fall einer Krankenschwester miterlebt, die 30 Jahre lang im Dienst war, die sich intensiv um die Patienten gekümmert und auch immer wieder die Situation zu verbessern versucht hat. Doch irgendwann konnte sie einfach nicht mehr und hat gekündigt. Diese

Entscheidung wurde lediglich registriert, ohne dass jemand sie danach fragte, wie es nach all den Jahren dazu kommen konnte. Niemand versuchte, sie umzustimmen oder dazu zu bewegen, die Entscheidung noch einmal zu überdenken. Es schien einfach egal zu sein.

Letztlich sind wir Pflegekräfte für die Verantwortlichen gar keine Menschen mehr, wir sind einfach nur noch Nummern. Das ist schrecklich und das führt dazu, dass Mitarbeiter regelrecht vergrault werden. Die Gründe dafür sind vielfältig und lassen sich gar nicht mehr allein darauf zurückführen, nur eine Nummer zu sein. Es geht vielmehr darum, was geschieht, wenn man die eigenen Mitarbeiter nicht mehr als Menschen, sondern als notwendiges Übel sieht, das so wenig Kosten wie möglich verursachen soll. In einigen Krankenhäusern bedeutet das beispielsweise, dass die Mitarbeiter während der Arbeit kein Wasser trinken dürfen. Denn dieses Wasser ist nur für die Patienten bestimmt, nicht für die Belegschaft. Stattdessen werden die Mitarbeiter dazu aufgefordert, ihr Wasser von zu Hause mitzubringen. Das muss man sich auf der Zunge zergehen lassen: Wasser! Nicht einmal mehr Wasser dürfen wir auf der Station trinken. Doch es geht noch weiter: Auch Kaffee findet sich zunehmend auf der Verbotsliste. Kaffee, das ist Patientenkaffee. Wollen die Pflegekräfte einen Schluck Kaffee trinken, müssen sie ihn entweder von zu Hause mitbringen oder teuer aus irgendeinem Automaten oder einem Kiosk auf dem Klinikgelände kaufen. Das alles mögen Kleinigkeiten sein, aber es sind eben Kleinigkeiten, mit denen man der Belegschaft Respekt erweisen oder aber ihn verweigern kann. Meine Güte, gönnt den Leuten doch wenigstens etwas zu trinken während der Arbeit!

Die Alternative lässt sich inzwischen in zahllosen Krankenhäusern landauf landab beobachten. Diese Alternative besteht darin, dass Mitarbeiter trotzdem hin und wieder mal einen Schluck Wasser oder auch eine Tasse Kaffee trinken, jedoch mit dem Bewusstsein, dass sie etwas Verbotenes tun. Dies führt immer wieder dazu, dass Mitarbeiter ihr Wasserglas verstecken, wenn sich Vorgesetzte oder die Leitung nähern. Und das alles wegen ein paar Schlucken Wasser! Wassertrinken, das ist ein Grundbedürfnis des Menschen.

Der (dritte) Zahn der Zeit

Gerade bei älteren Patienten ist es nicht ungewöhnlich, dass sie bereits ihre dritten Zähne haben. Vor dem Zubettgehen werden diese dritten Zähne gereinigt und dann entweder in einem Becher – oder etwas ekliger – einfach auf dem Beistelltischchen abgelegt.

Eines Tages befanden sich zwei Patienten auf demselben Zimmer, beide hatten dritte Zähne, und beide legten ihre Prothesen über Nacht im Badezimmer ab. Aus unbekannten Gründen kam es schließlich während der morgendlichen Badroutine dazu, dass die beiden Patienten ihre dritten Zähne vertauschten. Schließlich betrat ich das Zimmer, um den Patienten das Essen zu bringen, und bemerkte schnell, dass irgendetwas nicht stimmte. Ich fragte einen Patienten, ob es vielleicht ratsam wäre, ihre Zähne mit etwas Haftcreme zu behandeln, damit sie besser und fester sitzen. Der Patient stimmte zu und sagte, dass tatsächlich an diesem Tag irgendwas mit seinen Zähnen nicht zu stimmen schien. Der andere Patent bekam die Unterhaltung mit und mischte sich ein, indem er sagte: „Ach, bei Ihnen auch? Bei mir passen sie heute auch nicht." Für einen Moment herrschte Stille. Die beiden Patienten schauten sich ungläubig an, ich schaute sie an und fragte schließlich, ob es eventuell sein könnte, dass sie ihre Zahnprothesen versehentlich miteinander vertauscht hatten. Einer der Patienten schaute daraufhin in einen Handspiegel, und es stellte sich bald heraus, dass die Zahnprothesen tatsächlich vertauscht worden waren. Beide hatten ähnliche Prothesen, die irgendwie sogar in den Mund des anderen passten. Aber ähnlich ist eben nicht gleich, und so bekamen beide Patienten Probleme mit den fremden dritten Zähnen.

ZÄHNE – EINE UNENDLICHE GESCHICHTE

Die Zähne der Patienten sind ein ewiges Thema – wobei mit „Zähnen" in diesem Fall eben vor allem die dritten Zähne gemeint sind. Es ist mir wirklich unerklärlich, warum so viele der Patienten ihre dritten Zähne beim Essen herausnehmen, denn eigentlich sind Zähne ja zum Kauen da. Wie dem auch sei, nach dem Essen werden diese Zähne auf einem Küchentablett abgelegt, sozusagen zwischengelagert. Die Tabletts werden dann nach dem Essen wieder abgeholt, in einen Wagen gelegt und zurück in die Küchen gebracht. Es kommt immer wieder vor, dass die Zähne auf dem Tablett niemandem auffallen. Deshalb kann es schon mal passieren, dass später ein Umschlag auf der Station eintrifft, auf dem jemand handschriftlich „Zähne?" notiert hat. Das bedeutet also, dass diese Zähne in der Kantine oder Küche entdeckt wurden und die Kollegen wussten dann auch, von welcher Station diese Zähne stammen mussten, weil sich auf dem jeweiligen Tablett-Transportwagen eine sogenannte Statusbeschriftung befindet. In der Zwischenzeit bemerken wir meistens auf der Station auch schon, dass einem Patienten die Zahnprothesen fehlen, sodass wir die zugeschickten Gebisse recht schnell wieder zuordnen können.

Generell ist der Umgang der Patienten mit ihren dritten Zähnen eine Art unendliche Geschichte auf den Stationen. Ich habe wirklich keine Ahnung, was die Patienten mit ihren Zähnen anstellen. Wir finden sie unter den Betten, im Müll und manchmal tauchen sie nach langer Suche sogar unter den Kopfkissen wieder auf. Es gibt auch Patienten, die erstaunlich schmerzfrei mit ihren Zahnprothesen umgehen. Manchmal passiert es, dass Patienten ihr Gebiss auf den Boden fallen lassen, es aufheben und einfach wieder in den Mund schieben, ohne es vorher noch einmal gereinigt zu haben. Ist natürlich etwas eklig, aber so etwas passiert halt immer wieder mal.

Es kommt auch vor, dass Gebisse oder Gebissteile auftauchen, die sich beim besten Willen nicht mehr zuordnen lassen. Solche Stücke werden gesammelt und erst einmal gelagert für den Fall, dass vielleicht doch noch einmal jemand auftaucht und nach seinem Gebiss fragt, das irgendwann einmal auf der Station verloren gegangen ist.

DUMMHEIT SCHÜTZT VOR BLÖDHEIT NICHT

Hinter all den bisher beschriebenen Problemen verbirgt sich häufig noch ein vollkommen anderes Problem, das alle Lösungsansätze verhindert: eine unglaubliche Dummheit. In den bisherigen Kapiteln ging es immer wieder auch darum, dass extreme Personalknappheit herrscht und dass das System kaputtgespart wurde. Auf der anderen Seite gibt es Maßnahmen, wie das Verbot, Wasser zu trinken, die sicherlich viele Menschen dazu bringen, darüber nachzudenken, ob sie wirklich in diesem Beruf arbeiten wollen. Ob sie wirklich in einem Beruf arbeiten wollen, in dem sie so wenig wertgeschätzt werden, dass ihnen nicht einmal ein Schluck Wasser gegönnt wird, nur um ein paar Cent, in die finanzielle Bilanz einzusparen. Es ist absurd, über Personalmangel zu klagen und gleichzeitig das eigene Personal zu vergraulen. Es gibt keinen anderen Ausdruck dafür als Dummheit – denn genau das ist diese Vorgehensweise, sie ist unfassbar dumm. Hinzu kommen dann immer wieder auch Drohungen, zum Beispiel wenn gefragt wird, ob man das nächste Mal einspringen könnte. Es spielt keine Rolle, ob es bereits der zwölfte Dienst in Folge ist, wenn man nicht einspringt, dann wird man kennenlernen, wozu der Vorgesetzte tatsächlich fähig ist.

Solche Anfragen erreichen einen nicht nur telefonisch, sondern man wird auch via WhatsApp zu Hause und auch im Urlaub angeschrieben, obwohl das grundsätzlich nicht einmal erlaubt ist. Wenn man dann sagt, dass man nicht via WhatsApp angeschrieben, sondern einfach nur angerufen werden möchte, bekommt man wieder nur dumme Kommentare. Man wird also gemobbt.

Das ist ein weiteres großes Thema in der Pflege, denn Mobbing ist keine Seltenheit. Es kommt nicht nur unter den Pflegekräften vor, sondern auch seitens der Vorgesetzten. Ein Beispiel dafür sind Krankschreibungen. Mal ganz abgesehen davon, dass es wirklich Kolleginnen gibt, die sich auffällig häufig krankmelden, hört man bei jeder einzelnen Krankschreibung unter den Kollegen Fragen, bei denen es darum geht, ob die krankgeschriebene Person wirklich krank ist oder einfach nicht arbeiten wollte. Seitens der Leitung gibt es ebenfalls Kommentare, etwa die voller Selbstmitleid formulierte Frage, was man denn nun tun solle und wie man die entstandene Lücke nun füllen solle. Damit wird auch den krankgeschriebenen Kollegen ein Vorwurf gemacht. Es wird teilweise sogar erwartet oder vorausgesetzt, dass wir auch mit Fieber zur Arbeit kommen. Die Frage, ob Kollegen mit Fieber möglicherweise andere anstecken könnten, wird natürlich nicht gestellt, denn darum geht es gar nicht. Hauptsache ist, dass du im Dienst bist, dass es möglichst wenige Lücken im Betreuungs- oder Dienstplan gibt.

Ich habe selbst einmal auf einer Station für Krebskranke gearbeitet. Dort sind alle Patienten immunsupprimiert, was bedeutet, dass ihr körpereigenes Immun- beziehungsweise Abwehrsystem bewusst unterdrückt wird. Das heißt, dass letztlich jeder Schnupfen für diese Menschen tödlich enden kann, weil ihr Körper und dessen Abwehrsysteme damit einfach nicht mehr klarkommen. Diese Menschen sind also extrem anfällig für Infektionen. Doch selbst auf solchen Stationen werden Mitarbeiter teilweise dazu gezwungen, zur Arbeit zu kommen, obwohl sie krank sind und ihr Einsatz auf der Station schlichtweg gefährlich ist.

Die Personalknappheit, der Mangel an Achtung und Rücksichtnahme, gepaart mit Rücksichtslosigkeit, führt letztlich zu einem Kreislauf, der fast schon als vollkommener Wahnsinn bezeichnet werden muss. Uns Pflegekräften ist das alles nur allzu bewusst, und wir weisen immer wieder darauf hin. Doch mittlerweile weiß ich wirklich nicht mehr, was mit den Pflegedienstleitungen los ist. Sicher, auch sie stehen unter Stress und werden von verschiedenen Seiten unter Druck gesetzt, das weiß ich alles. Aber sie haben jegliche Menschlichkeit vollkommen abgeschaltet. Sie interessieren sich nicht für ihre Mitarbeiter und wundern sich dann, wenn diese kündigen. Vor allem aber ändern sie nichts an der Situation. Stattdessen greifen sie auf Leiharbeit zurück – also letztlich auf Menschen wie mich, die dem realen Wahnsinn des Alltags entflohen sind, indem sie von der Vollzeit-Festanstellung in die Leiharbeit gewechselt haben.

Dazu werfen wir aber noch einen Blick von einer anderen Perspektive: Es gibt immer noch Stationen, auf denen alles gut zu laufen scheint. Dort verfügt man über ausreichend Personal, möglicherweise ist das Patientenklientel nicht so aufwendig. Man hat dort mehr Zeit für die Patienten, man ist zufrieden. Man könnte sagen, das funktioniert doch prima. Aber, nein, es funktioniert nicht, denn auf diesen Stationen wird ein weiterer Fehler begangen. Irgendjemand stellt fest, meine Güte, dass auf dieser Station noch genügend Pflegekräfte vorhanden sind. Also beschließt man, diese Pflegekräfte von dieser Station abzuziehen und auf eine andere Station zu schicken, wo Personal fehlt. Diese Pflegekräfte machen das vielleicht ein paarmal mit, doch irgendwann haben auch sie die Nase voll. Sie sagen dann zum Beispiel: „Ich habe mich für die Chirurgie entschieden und möchte auch dort arbeiten.

Ich möchte nicht ständig auf die Innere gerufen werden, weil ich mich dort gar nicht auskenne." Dies geht nun schon seit Wochen so, und irgendwann reicht es einfach.

Die Reaktion auf so eine Aussage ist jedoch nicht etwa ein verständnisvolles Kopfnicken. Stattdessen wird gesagt, dass dies durch die Arbeitsverträge abgedeckt sei und es in der Pflege nun mal so sei. Es gebe eben solche Tage, an denen Pflegekräfte überall einsatzbereit sein müssten.

Vonseiten der Pflegekraft sieht es wiederum so aus, dass selbst auf einer ansonsten problemlos funktionierenden Station auch sie die Nase voll hat, und die Kündigung einreicht. Dadurch fehlt es dann auf dieser bislang problemlosen Station an Personal, und die übrig gebliebenen Kräfte werden weiterhin auf andere Stationen geschickt – bis es ihnen ebenfalls reicht und auch sie die Kündigung einreichen. Wenn in der Pflege etwas funktioniert, dann ist es dieser ewige Kreislauf.

Für Außenstehende ist dies sicher schwer nachvollziehbar. Außenstehende halten uns nicht selten für verrückt, weil wir das alles immer noch mitmachen. Nur ist es andererseits auch so, dass wir Pflegekräfte es allem Wahnsinn zum Trotz immer wieder schaffen, dass der Betrieb doch noch läuft, dass Dinge funktionieren. Kein Patient stirbt, das Nötigste wird erledigt – das gilt mittlerweile schon als zufriedenstellend. Die Patienten leben, sie sind sauber und nehmen ihre Medikamente – der Rest ist schei*egal.

Wo bitte liegt denn meine Mutti?

Wir haben es in unseren Job nicht nur mit Patienten zu tun, sondern immer wieder auch mit Angehörigen. Und manche dieser Angehörigen haben seltsame Vorstellungen davon, was wir wissen oder wissen sollten. So kann es vorkommen, dass ein Angehöriger im Dienstzimmer auftaucht und fragt: „Können Sie mir bitte sagen, wo meine Mutter liegt?" Einerseits könnten wir das sicher, andererseits aber auch wieder nicht. Vor allem dann nicht, wenn wir den Angehörigen noch nie zuvor gesehen haben und wenn dieser Angehörige weder seinen Namen noch den der Mutter nennt. Das ist ein Phänomen, das sich nur schwer erklären lässt: Viele dieser Angehörigen gehen davon aus, dass wir alles wissen oder zumindest wissen müssten. Wir müssen demnach den kompletten Stammbaum der Familie kennen, müssen wissen, ob wir gerade mit Gatte, Sohn oder Onkel sprechen und wir müssen natürlich auch den Zusammenhang zwischen einem vollkommen unbekannten Gesicht und einer unserer Patientinnen herstellen können.

So etwas ist aber nicht nur der Fall, wenn Angehörige auf der Station erscheinen. Das Gleiche passiert auch, wenn das Telefon klingelt. Dann hören wir beispielsweise von einer uns völlig unbekannten Person die Beschwerde, dass es dem Vater dieser Person sehr schlecht geht und sie sich fragt, warum wir dem Vater nicht endlich entsprechende Medikamente geben würden. Dass der Anrufer allerdings weder seinen eigenen Namen noch den des Vaters nennt, macht die Sache für uns natürlich nicht einfacher.

Es gibt letztlich unendlich viele solcher Fragen von Angehörigen, bei denen sie nachfragen, ohne den Namen zu kennen. Zum Beispiel fragen sie, ob die Mutter die OP gut überstanden hat oder wie es der Mutter geht, und so weiter und so fort.

Also: Wenn jemand im Krankenhaus nach Angehörigen fragt oder um Informationen bittet, tut gut daran, den eigenen Namen und den des gesuchten Patienten zu nennen. Denn für uns ist Mutti nicht einfach Mutti, sondern Frau X. Das sollte eigentlich selbstverständlich sein, ist es aber leider nicht.

HELFERSYNDROM DARF MAN NICHT SAGEN

Wir Pflegekräfte haben alle den Anspruch, unsere Patienten bestmöglich zu versorgen. Das führt immer wieder auch dazu, dass wir mehr arbeiten, als wir sollten. Was in anderen Worten bedeutet, dass wir keine Pause machen, dass wir das aber auch nicht aufschreiben. Auf der anderen Seite werden wird von den Pflegedienstleitungen immer wieder dazu gezwungen, Pausen zu machen, da es nun mal Vorschrift ist. Allerdings wissen diese Pflegedienstleitungen auch, dass wir keine Pausen machen können, wenn wir wollen, dass die Patienten die erforderliche Versorgung erhalten. Wenn wir dann notieren, dass wir keine Pause gemacht haben, wird uns gesagt, dass das so nicht geht, dass das irgendwie gemanagt werden muss, um die Regeln einzuhalten. Uns wird gesagt, dass wir Pausen machen müssen, aber dass uns der Pausenverzicht oder die Mehrarbeit nicht vergütet wird. Die Situation sieht also so aus, dass wir einfach irgendwelche Zeiten für unsere Pausen eintragen, obwohl wir eigentlich gar keine Pause gemacht haben. Wir tun dies, weil wir wissen, dass es anderenfalls wieder Stress mit der Leitung gibt. Das wieder zu dem grundsätzlichen Problem führt: Wir Pflegekräfte machen alles, wir bekommen alles irgendwie hin – und deswegen wird sich die Lage nicht so schnell ändern.

Und weil das alles so ist, können wir auch nicht einfach so streiken, wie es etwa bei der Bahn der Fall ist. Wir können nicht einfach alles stehen und liegen lassen, wir können die Patienten nicht einfach sich selbst überlassen, um für unsere Rechte einzustehen.

Doch diese Gutmütigkeit, dieses Verantwortungsbewusstsein, wird auf der anderen Seite eben ausgenutzt. Sowohl von der Leitung als auch von der Politik. Die bereits erwähnten Konsequenzen wiederholen sich: mehr Burn-Outs, mehr Krankschreibungen und letztlich steigt die Anzahl derjenigen, die aus dem Job aussteigen, was den Personalmangel weiter verstärkt. Man kann all das kaum anders beschreiben als einen ewigen Teufelskreis.

Und täglich grüßt die Vergesslichkeit

Es kommt immer wieder vor, dass Patienten isoliert werden, sei es aufgrund von Corona, Norovirus oder anderen Infektionskrankheiten. In solchen Fällen müssen wir uns immer komplett umziehen, wenn wir das Zimmer betreten oder verlassen, um sicherzustellen, dass keine Keime hinein- und wieder hinausgetragen werden. Doch es passiert immer wieder, wirklich immer, dass wir irgendetwas vergessen. Mal ist es ein Pflaster, mal die Infusion, mal ein Medikament – egal, was es auch ist. In solchen Momenten stehe ich im Zimmer, einerseits keine Lust, mich wieder umzuziehen, andererseits denke ich auch an die Materialverschwendung. Und natürlich ist in solchen Situationen dann auch weit und breit kein Kollege zu sehen. Irgendwann klingele ich schließlich und hoffe, dass dann jemand auftaucht. Was dann glücklicherweise auch geschieht – nach einer gefühlten Ewigkeit.

KAPITEL 8

Krankenhaus-management

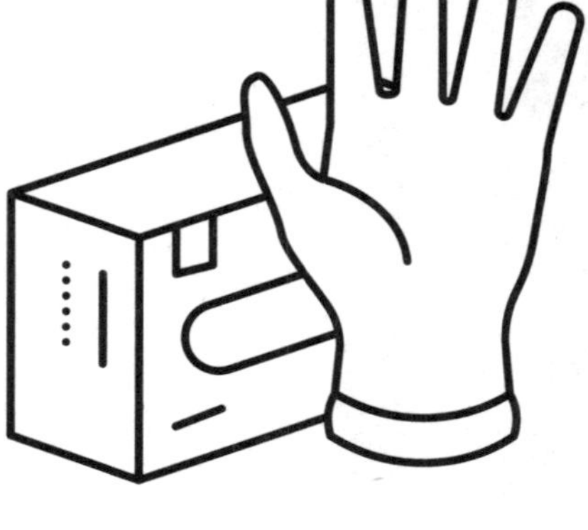

DER BESTE JOB DER WELT

Es lässt sich viel darüber sagen, was in der Pflege schiefläuft. Gleichzeitig ist es für mich und zahllose andere Menschen trotz alltäglicher Hürden der beste Job der Welt. Denn diese Arbeit bietet wie kaum eine andere täglich neue Herausforderungen. Kein Tag ist wie der andere, jeder einzelne Tag ist auf seine Weise interessant. Wir haben es immer wieder mit unterschiedlichen Menschen zu tun, die auch vollkommen unterschiedliche Dinge in ihrem Leben erlebt haben. Dadurch lernen wir, auch für uns selbst. Und bei alledem, was wir erleben, schätzen wir unser Leben auch viel mehr, als es sonst vielleicht der Fall wäre. Besonders wenn uns Menschen von ihren schweren Schicksalen erzählen. Da denkt man dann einfach, im Grunde kann ich doch mit meinem Leben zufrieden sein, ich kann mich glücklich schätzen, all das noch machen zu können, was ich täglich mache. Und immer wieder gibt es auch Weisheiten, die mich persönlich voranbringen. Wenn beispielsweise eine Patientin mir sagt, dass ich noch so jung bin und mein Leben so leben sollte, so wie es mir passt, und dass ich nicht auf andere hören sollte, die versuchen, sich immer wieder in mein Leben einzumischen. Solche Patienten berichten dann auch davon, dass sie es bereuen, immer auf andere gehört zu haben und nicht das Leben gelebt zu haben, das sie vermutlich weitaus glücklicher gemacht hätte. Solche Momente führen immer wieder dazu, das eigene Leben viel mehr zu schätzen.

Ein weiterer wichtiger Punkt für mich persönlich ist, dass wir immer wieder mit neuen Krankheitsbildern konfrontiert werden. Wir lernen, wie wir Menschen mit all diesen unterschiedlichen Krankheiten zur Genesung verhelfen können. Dabei nehme ich stets etwas für mich selbst mit. Ich erfahre beispielsweise, wie ich Zweifel an mir selbst erkennen und damit umgehen kann. Oder wie ich mein Leben gestalten kann, damit ich überhaupt nicht erst in eine solche Situation komme.

Dazu noch eine Randbemerkung. Pflegekräfte wissen natürlich, welche Auswirkungen das Rauchen auf den menschlichen Körper hat. Doch obwohl sie das wissen, rauchen immer noch viele von ihnen, insbesondere während der Pausen, um zum Beispiel den alltäglichen Stress zu bekämpfen. Das gilt auch für mich. Aber: Immer wieder begegne ich Patienten, bei denen das Rauchen zu ihrer aktuellen Lage beigetragen hat, beispielsweise indem sie Schwierigkeiten beim Atmen haben. Natürlich bleibt das im Kopf haften und führt immer wieder zu dem Gedanken, dass ich hoffe, dass mir so etwas nicht passiert. Naheliegend wäre nun, direkt mit dem Rauchen aufzuhören, was ich bislang nicht geschafft habe. Aber der Gedanke an die möglichen Folgen ist immer da, und ich bin mir fast sicher, dass er mir schließlich auch helfen wird, wirklich mit dem Rauchen aufzuhören.

Aber zurück zum Thema, dem besten Job der Welt. Ein weiterer wichtiger Punkt ist die Vielfalt und Herausforderung, die jeder Tag mit sich bringt. Wir lernen nicht nur viel, sondern sind auch dazu gezwungen, uns ständig weiterzubilden und uns nicht auf dem Erreichten auszuruhen. Als Pflegekräfte müssen wir immer auf dem neuesten Stand sein, um den ständig wechselnden Anforderungen gerecht zu werden.

Auf der anderen Seite beeinflussen die Erlebnisse im Alltag einer Pflegekraft auch das Privatleben. Ich kenne zum Beispiel diese Momente, in denen ich mich nicht gut fühle und plötzlich Gedanken an Patienten aufkommen, denen es wirklich schlecht geht, und zwar deutlich schlechter als mir. Diese Momente sind dann – so traurig es auch erscheinen mag – für mich selbst in gewisser Weise aufbauend. Denn vor diesem Hintergrund kann ich mir sagen, dass es mir eigentlich gar nicht so schlecht geht, wenn ich meine Situation mit der von Patienten vergleiche, die wirklich leiden müssen. Ich sage mir dann: Du kannst immer noch laufen, ohne Beschwerden rennen und in den Urlaub fahren. Oder wenn ich an meine Zeit in der Kinderkrankenpflege zurückdenke: Wenn ich damals mit 16 oder 17 Jahren mit Patienten zu tun hatte und es mir aus welchem Grund auch immer nicht gut ging, dann konnte ich mir wiederum sagen, dass ich in dem Alter immer noch mit Freunden spielen konnte, etwas unternehmen konnte und nicht den ganzen Tag lang Schmerzen hatte. In meinem Leben spielte der Tod zu dieser Zeit auch nicht so eine große Rolle.

Natürlich ist es nicht schön, wenn man sagt, dass es einem im Vergleich zu schwer kranken Menschen besser geht. Doch diese Erfahrung lehrt uns, unser eigenes Leben und unsere Gesundheit viel stärker und vor allem viel bewusster zu schätzen.

Ein weiterer Punkt, der den Beruf so besonders macht, der jedoch gewissermaßen in Widerspruch zu meiner vorherigen Aussage steht, ist der Zusammenhalt unter den Pflegekräften. Trotz Hierarchien ist es so, dass unter den Pflegekräften eine starke Verbundenheit herrscht. Obwohl wir Pflegekräfte zwar alle unterschiedliche Menschen sind, sind wir uns am Ende doch wieder ähnlich, weil für uns alle die Arbeit in der Pflege so etwas wie eine Berufung darstellt. Wir verstehen uns daher gut untereinander und können über Dinge sprechen, über die wir mit anderen Menschen nicht unbedingt reden könnten, da sie vielleicht die Nase rümpfen würden.

Ich verwahrlose jetzt einfach mal vor mich hin

Patienten sind eine seltsame Spezies, jedenfalls eine bestimmte Gruppe unter ihnen. Denn unter all den unterschiedlichen Patienten gibt es immer wieder auch jene, die quasi ihre Selbstachtung und ihr Schamgefühl am Krankenhaustor abgeben. Auf dem Weg von besagtem Tor bis zur Station scheint zunächst noch alles vollkommen in Ordnung und absolut unauffällig zu sein. Die Patienten können sich frei bewegen, laufen und sie schaffen es auch, den Koffer mit ihrer persönlichen Habe eigenhändig bis auf das Patientenzimmer zu bringen. Dann allerdings ziehen sie ihre Alltagskleidung aus, streifen den Schlafanzug über und legen sich ins Bett. Was letztlich einer vollständigen Veränderung der Persönlichkeit gleichkommt. Denn eine Person, die zuvor noch völlig normal war, hat sich nun entschieden, krank zu sein. Damit einher geht die Vorstellung, ab sofort nichts mehr selbst tun zu müssen. Diese Menschen denken: „Ich bin im Krankenhaus, ich habe hier Pflegekräfte – und die machen von nun an alles für mich." Was schon grundsätzlich ein vollkommen falscher Ansatz ist. Denn wir Pflegekräfte sind unter anderem dazu da, die Selbstständigkeit und Ressourcen eines Patienten zu erhalten. Was nichts anderes bedeutet, als dass der Patient all das, was er selbstständig erledigen kann, auch selbstständig zu erledigen hat. Das Denken der Patienten dagegen geht in die Richtung, dass der Begriff Krankenhaus auch dafür steht, hier einen gewissen Service zu bekommen. Was jedoch nicht der Fall ist.

Zur Veranschaulichung hier ein ganz alltägliches Beispiel: Der ach so kranke Patient ist gerade eben erst vor die Tür gegangen, um eine Zigarette zu rauchen. Dann kehrt er zurück auf die Station, legt sich ins Bett und klingelt nach den Pflegekräften. Taucht nun ein Pfleger oder eine Schwester auf, klagt der Patient nicht etwa über plötzliche Schmerzen, sondern bittet stattdessen darum, ihm eine Tasse Kaffee zu bringen. Das wirft für uns Pflegekräfte dann gleich eine Reihe von Fragen auf: Zum Beispiel, warum der Patient auf dem Rückweg von seinem Raucherausflug nicht gleich einen Abstecher in die Patientenküche eingelegt hat, um sich von dort mit einer frischen Tasse Kaffee in der Hand auf den Rückweg in sein Zimmer zu machen. Eine andere Frage ist, wie dreist dieser Mensch eigentlich ist, dass er um Hilfe beim Besorgen einer Tasse Kaffee bittet, obwohl der gerade absolvierte Ausflug zum Rauchen gezeigt hat, dass er durchaus in der Lage ist, selbstständig zu agieren.

Das Servieren von Kaffee ist für mich kein Problem, wenn es sich um Patienten handelt, die ans Bett gefesselt und körperlich nicht mehr fähig sind, sich aus eigener Kraft aus dem Bett zu bewegen. Doch bei einem Patienten, der gerade bewiesen hat, dass er dazu sehr wohl fähig ist, ist diese Bitte mit einer gewissen Schamlosigkeit und Rücksichtslosigkeit gleichzusetzen.

Und es betrifft nicht nur den Kaffee. Vielmehr lässt sich diese Liste der dreisten Wünsche nahezu unbegrenzt fortsetzen. Da liegt dann ein Patient im Bett und bittet die Pflegekraft, ihm etwas aus dem vielleicht drei Meter entfernten Bad zu holen. Und zwar nicht etwa dann, wenn gerade eine Pflegekraft im Zimmer ist. Vielmehr wird inzwischen auch dafür geklingelt, weil der vor sich hin verwahrlosende Patient einfach zu faul ist, sich aufzurichten und ein paar Schritte in Richtung Badezimmer zu gehen oder besser gesagt zu schlurfen, denn in diesem Stadium der Lethargie bewegt sich ein solcher Patient nicht mehr normal, sondern schlurft bestenfalls langsam und mit Leidensmiene umher.

Immer wieder erleben wir auch solche Szenen, in denen wir Patienten fragen, ob sie Unterstützung bei der Körperpflege benötigen. Die Antwort ist oft ein leises „Ja bitte, das wäre nett". Natürlich haben wir längst regelrechte Antennen für diese Art von Patienten entwickelt, und haken daher nach, ob sie tatsächlich nicht mehr in der Lage sind, sich selbst zu waschen oder ob sie einfach nur zu faul dafür sind. Wir fragen zum Beispiel, wie der Patient die Körperpflege denn daheim erledigt. Worauf die Antwort nicht selten lautet: „Ach, zu Hause mache ich das natürlich selbst". Auf die Gegenfrage, warum diese Person das dann im Krankenhaus nicht selbst erledigt, kommt meist eine empörte oder fassungslose Antwort, dass wir doch genau dafür da sind. So etwas finde ich schon dreist.

IHR PFLEGER HABT EINFACH ZU VIEL ZEIT

In Bezug auf meine TikTok-Videos bekomme ich immer wieder Kritik von Außenstehenden, die behaupten, dass wir Krankenpfleger wohl einfach zu viel Zeit haben müssen. Denn sonst könnte einer wie ich es ja wohl kaum schaffen, immer wieder solche Videos zu drehen. Wobei ich mich immer wieder frage, wie die Menschen überhaupt auf die Idee kommen, dass ich meine Arbeitszeit dafür nutze. Dazu kann ich sagen, dass es neben der Arbeit auch noch die Zeit vor und nach der Arbeit gibt. Und auch wenn es manchen schwerfällt zu glauben, drehe ich meine Videos immer nach Feierabend. Hinzu kommt noch, dass es sich in der Regel nicht um ellenlange Filme, sondern eben auch mal um Videos mit einer Länge von vielleicht gerade einmal zehn Sekunden handelt. Ich wiederhole: Sekunden, nicht Minuten.

Außerdem habe ich mit den Videos während der Corona-Zeit begonnen. Zu dieser Zeit waren wir alle einfach nur noch fertig. Es gab nur noch Arbeit, nach Hause, Arbeit, nach Hause. Etwas anderes war wegen der Lockdowns damals kaum möglich. Damals waren diese Videos auch ein Mittel, um überhaupt mal wieder so etwas wie Spaß in den Alltag zu bringen. Daraufhin entstand dann zum Beispiel ein Tanzvideo, das wir mit ein paar Kollegen gemacht haben, um dem immer gleichen Alltag zu entfliehen. Es war letztlich eine Art Therapie für alle Beteiligten.

Dann aber haben wir gemerkt, dass nicht nur wir Spaß an dem Video hatten, sondern dass es auch auf Social Media gut ankam. Die Menschen fanden es cool. Zudem haben wir erkannt, dass durch solche Videos immer wieder auch Menschen Interesse an dem Beruf entwickelten. Sie merkten, dass nicht nur alles schlecht ist in den Krankenhäusern, sondern dass es auch coole und spaßige Momente gibt. Was ja letztlich nichts anderes als die Realität ist. Es ist nicht alles nur schlecht, es gibt immer wieder coole Dienste, wenn man zum Beispiel mit Kollegen zusammenarbeitet, mit denen man sich gut versteht. Auch wenn der Dienst stressig sein kann, verbringt man trotzdem eine gute Zeit miteinander und kann mit dieser positiven Grundstimmung die Aufgaben besser und mit noch mehr Freude erledigen. Durch diese gute Zusammenarbeit funktioniert plötzlich alles wie am Schnürchen. Und es ist auch ein großartiges Gefühl, wenn es zum Beispiel zu einem Notfall kommt und man anschließend erkennt, wie problemlos alles mit dieser eingespielten Gruppe von Kollegen abläuft.

Es gibt nämlich auch Notfälle, bei denen wir die Ärzte gar nicht erst rufen müssen. Wir wissen einfach, dass wir es auch alleine schaffen. Wir agieren dann alle so professionell, dass ich mir sage, genau aus diesem Grund bin ich in diesem Job. Da sage ich mir dann auch: „Mann, wie krass sind wir eigentlich?" Und wenn die Menschen da draußen sehen könnten, was wir hier leisten und wie professionell wir das alles auf die Reihe bekommen, würden auch sie erkennen, wie krass dieser Beruf ist.

STIMMEN AUS DER PFLEGE

“

Nicole, **Azubine Pflegefachfrau:** *Ich wünsche mir eine Anpassung der Ausbildung an die Realität. Man sollte Lerninhalte in die Pflegeschule aufnehmen, die auch alltägliche Aufgaben abdecken.*

”

“

Linda W., **Gesundheits- und Krankenpflegerin:** *Ich wünsche mir, dass die Pflege mehr Anerkennung bekommt. Denn sei es auf der Station oder auch in anderen Bereichen – überall sind die Menschen am Limit. Und ich würde mir wünschen, dass die Kliniken familienfreundliche Arbeitszeiten anbieten, damit man sein gerade einmal einjähriges Kind nicht für zehn oder elf Stunden in Betreuung geben muss.*

”

“

Daniel T., **Fachpfleger für Notfallmedizin:** *Ich wünsche mir von der Pflege, dass sie als eigenständiger Beruf anerkannt wird. Es ist immer noch so, dass wir als Helfer der Ärzte angesehen werden. Der Politik und den Menschen ist gar nicht bewusst, welche positiven Auswirkungen ein gute Pflege auf Patienten, Wirtschaft und das ganze Gesundheitssystem hat.*

”

“

Kim S., **Gesundheits- und Krankenpflegerin:** *„Ich liebe meinen Job und ich würde ihn gerne noch viele Jahre machen. Aber leider ist das physisch und psychisch nicht möglich. Nicht nur, dass es bei der Bezahlung hakt und Nachwuchspfleger fehlen, auch der Zusammenhalt unter den Pflegekräften lässt zu wünschen übrig. Wir sollten eine Profession sein, aber wir verhalten uns nicht dementsprechend. Stattdessen vergraulen wir unsere Azubis. Solange WIR nicht zusammenhalten, wird sich wohl auch nichts ändern.*

”

“

Svenja, **Pflegefachkraft:** *Ich wünsche mir einfach nur mehr Anerkennung und Wertschätzung. Viele denken, es wäre leicht, mit diesem Beruf sein Geld zu verdienen. Aber das ist es nicht: Wir arbeiten mit Menschen, nicht mit Maschinen, das wird häufig vergessen. Wir haben auch Emotionen und die kann man nicht immer überspielen.*

”

“

Nader K., **Krankenpfleger:** *Die Reform der Ausbildung und die Abschaffung des Schulgeldes werden allein nicht ausreichen, um die gewaltige personelle Lücke zu schließen. Ich wünsche mir bessere Arbeitsbedingungen, bessere Dienstpläne und natürlich mehr Personal.*

”

Suzann F-H., **Gesundheits- und Krankenpflegerin:** *Ich wünsche mir eine an den Patienten orientierte Versorgung, bei der nicht nur der Profit im Mittelpunkt steht. Außerdem eine gerechtere Entlohnung für alle Berufsgruppen im Gesundheitswesen. Und: Dass wir Pflegekräfte mehr zusammenrücken – viele Menschen können viel bewegen!*

Romina J-L B.: *Ich habe die Freude an diesem Beruf verloren. Man geht gefühlt nur noch arbeiten, nichts ist mehr gut genug. Es werden leere Versprechungen gemacht, es fehlt besonders vonseiten der Politik deutlich an Anerkennung. Auf dem Fußballplatz rennen sie einem Ball hinterher und verdienen Unsummen, in der Pflege retten wir Leben für einen gefühlten Hungerlohn. Wir müssen ja nicht gleich Millionen verdienen, aber …*

Hilal B., **Gesundheits- und Krankenpflegerin:** *Die Würde des Menschen ist unantastbar – das gilt auch für Pflegebedürftige und Pflegende.*

KAPITEL 9

Geriatrie

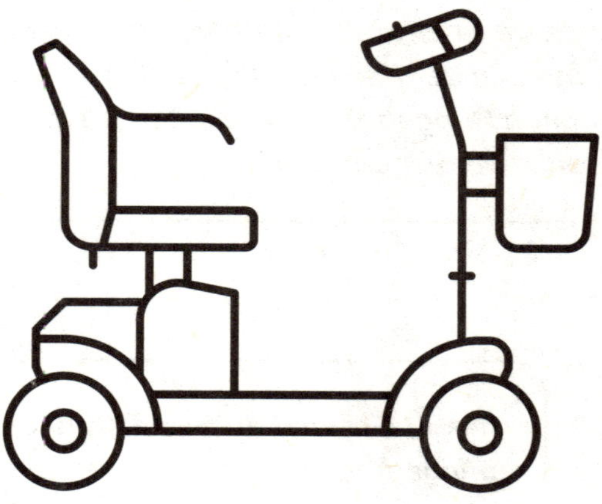

AM ENDE RUFEN WIR ALLE NACH MAMA!

In Krankenhäusern sterben Menschen, das ist einfach so. Doch wenn es um den Tod von Menschen geht, erleben wir auch oft, dass Menschen nicht einfach zufällig irgendwann sterben. Oft hat das Sterben auch etwas mit anderen Menschen beziehungsweise deren Gegenwart zu tun. Es gibt Situationen, in denen absehbar ist, dass ein Mensch bald sterben wird. Dieses Wissen teilen auch die Angehörigen, die in die Klinik eilen, um ihrem Verwandten oder ihrem Familienmitglied das letzte Geleit zu geben. Doch anders als erwartet, tritt der Tod dann doch nicht ein. Wir Pfleger empfehlen den Angehörigen dann nicht selten, das Zimmer doch noch einmal zu verlassen, einen Spaziergang zu machen oder noch einmal nach Hause zu fahren. Weil die Erfahrung eben zeigt, dass es Menschen gibt, die einfach nicht vor ihren Angehörigen sterben wollen. Sie wollen ihrer Familie dieses Erlebnis regelrecht ersparen. Sobald die Familie das Zimmer verlassen hat und die Patienten sich unbeobachtet fühlen, ergibt sich für sie sozusagen die Chance loszulassen – sie sterben also genau dann, wenn die Angehörigen nicht mehr im Raum sind.

Dann gibt es noch andere Fälle. Dabei handelt es sich um Patienten, die auf ein ganz bestimmtes Familienmitglied warten, das sie noch nicht im Krankenhaus besucht hat. Es kann sich beispielsweise um eine Schwester handeln, mit der sich diese Person schon vor langer Zeit zerstritten hat, mit der vielleicht über Jahre gar kein Wort gewechselt wurde, der Kontakt abgebrochen war. Obwohl scheinbar keine Verbindung mehr besteht, scheint dennoch eine unterschwellige Verbindung zu bestehen. Ich weiß von Fällen, wo dann das zerstrittene Familienmitglied doch noch ins Krankenhaus gekommen ist, und die Patientin dann direkt nach dieser letzten Begegnung gestorben ist. Das sind Momente, in denen sich niemand wirklich erklären kann, was da gerade vor sich gegangen ist. Tatsächlich aber ist es wohl so, dass mit dem Thema Tod viele Facetten verbunden sind, die auf den ersten Blick keinen Sinn ergeben, aber in denen unterschwellige oder unbewusste Einflüsse eine Rolle spielen.

Es kann außerdem vorkommen, dass Menschen am Ende ihres Lebens nach ihrer Mutter rufen. So gibt es Patienten, bei denen wir zwar wissen, dass es ihnen sehr schlecht geht, aber den baldigen Tod noch nicht vermuten. Dann aber kommt es plötzlich dazu, dass der Patient oder die Patientin nach der Mutter fragt. Wobei es hier Unterschiede gibt, die ich kurz erklären möchte. Bei Demenzpatienten kann es vorkommen, dass sie ständig nach ihrer Mutter fragen, weil sie denken, dass sie tatsächlich noch Kinder sind. Auf der anderen Seite aber gibt es Patienten, die noch nie nach der Mutter gefragt haben, es nun aber plötzlich doch tun. Sie fragen entweder nach ihrer Mutter, rufen laut nach ihr oder reden sogar mit ihr in ihrer Vorstellung. In solchen Momenten wissen wir Pflegekräfte, dass die Person nun bald sterben wird.

Und um mit einer weitverbreiteten Annahme aufzuräumen: Es wird oft behauptet, dass vor allem sterbende Männer am Ende nach ihrer Mutter rufen. Tatsächlich aber sind es nicht nur die Männer, sondern es betrifft gleichermaßen Männer und Frauen – sie alle fragen oder rufen am Ende des Lebens nach der Mutter. Und zwar nur nach der Mutter! Ich habe noch nie erlebt, dass ein sterbender Mensch nach dem Vater gerufen hat; dies scheint kein Thema zu sein.

Das alles lernen wir ganz nebenbei und fast schon selbstverständlich während unserer Ausbildung. Wenn die erfahrene Schwester zum ersten Mal davon erzählt, dann mag man das eigentlich gar nicht glauben, hält es für eine Art Märchen. Doch irgendwann erlebt man selbst eine solche Situation. In diesem Moment stellt man sich die Frage, was mit einem Menschen am Ende eines jahrzehntelangen und oft völlig unabhängigen Lebens, dass dieser Mensch in seinen letzten Momenten nach seiner Mama ruft. Natürlich ist für die meisten Menschen die Mutter eine, wenn nicht die wichtigste Person auf dieser Welt. Aber warum am Ende nach ihr rufen? Es gibt gläubige Menschen, die die Theorie vertreten, dass die herbeigerufene Mutter – die in der Realität meist längst verstorben ist – aus dem Jenseits herbeieilt und ihr Kind abholt.

Aber wenn wir schon beim Thema Sterben sind, dann möchte ich noch eine andere Erfahrung teilen, die wir immer wieder machen. Es gibt Patienten, denen es wirklich sehr schlecht geht. Sie können nicht mehr sprechen und sich kaum noch bewegen. Diese Patienten liegen also in ihren Betten und werden von uns bestmöglich versorgt.

Doch immer wieder erleben wir überraschende Momente, wenn wir in eines dieser Zimmer kommen, und die schwerkranke, bewegungsunfähige Patientin plötzlich aufrecht im Bett sitzt. Nicht nur das: Die Patientin spricht sogar mit uns. Plötzlich scheint alles wie durch ein Wunder in Ordnung zu sein und die Krankheit scheint wie weggeblasen zu sein. Völlig verwundert stehe ich dann in dem Zimmer und frage mich, was hier geschehen ist.

Tatsächlich aber ist diese vermeintliche Erholung nicht von Dauer. Wir bezeichnen es als das „letzte Aufbäumen“: Für einen kurzen Moment geht es den Menschen wieder richtig gut, aber kurz darauf verschlechtert sich der Zustand wieder, und sie kehren in den vorherigen Zustand zurück. Doch auch das hält nicht lange an, denn bald darauf versterben diese Menschen.

Katheter? Brauch ich nicht – raus damit!

Es kommt immer wieder einmal vor, dass Patienten selbst ihre Katheter herausziehen. Ein Katheter ist einfach ausgedrückt ein Schlauch aus Silikon oder Latex, der in die Harnröhre eingeführt wird. Anschließend werden über einen Adapter circa zehn Milliliter Wasser eingespritzt: Das führt dazu, dass sich in der Blase ein kleiner Ballon aufbläst, der mit diesem Wasser gefüllt ist. Dieser Ballon dient letztlich dazu, den Katheter am Herausrutschen zu hindern.

Patienten entfernen also nicht nur den Katheter, sondern ziehen dabei auch den Ballon heraus, der eigentlich dazu gedacht ist, den Katheter zu sichern. Mir wird es ein ewiges Rätsel bleiben, warum Patienten das machen, und es wird mir ein Rätsel bleiben, wie sie das überhaupt anstellen. Denn den vergleichsweise großen Ballon durch die Harnröhre zu ziehen, muss immense Schmerzen verursachen, was ich mir gar nicht vorstellen mag. Vor allem erstaunt es mich, dass die Patienten das immer wieder, ohne zu weinen oder vor Schmerzen zu schreien, schaffen.

Anschließend betrete ich dann vielleicht wieder einmal das Zimmer, und frage mich beim Frischmachen des Patienten, wo der Katheter wohl geblieben ist. Schließlich entdecke ich den Katheter an einer Stelle, wo er immer noch blockiert ist. Das bedeutet, dass sich am Ende immer noch der gefüllte Ballon befindet. Natürlich gibt es dann Patienten, die nach einer solchen Aktion aus der Harnröhre bluten – doch es gibt eben auch jene, bei denen das nicht der Fall ist. Wie gesagt: ein Rätsel.

NIEMAND MUSS ALLEINE STERBEN – EIGENTLICH

In unserem Arbeitsalltag stehen wir immer wieder vor unterschiedlichen Aufgaben, was bedeutet, dass wir nicht überall gleichzeitig sein können. Es kann also vorkommen, dass wir in einer entscheidenden Sekunde nicht dort sind, wo wird eigentlich sein sollten. Damit meine ich nicht, dass etwa ein Notfall übersehen wird. Wenn es um sterbende Patienten geht, kann es immer wieder passieren, dass wir so viel zu tun haben, dass wir während der letzten Atemzüge nicht bei ihnen sein können. Wenn ich dann nach dem Tod eines Patienten in sein Zimmer zurückkehre, überkommt mich immer ein unglaublich trauriges Gefühl. Weil ich weiß, dass ich in den letzten Minuten nicht bei dem Patienten war, dass in diesen letzten Minuten tatsächlich niemand bei dem Patienten war. Das macht mich vor allem aus dem Grund so traurig, weil ich der Meinung bin, dass niemand alleine streben sollte. Außerdem bin ich der Überzeugung, dass niemand allein sterben muss. Persönlich habe ich den Anspruch an mich selbst, bei sterbenden Patienten auf der Station fast immer da zu sein. Ich möchte nicht nur da sein, sondern auch die Hand des Sterbenden halten. Nur kann ich diesem Anspruch nicht immer gerecht werden, da ich dafür nicht immer die Zeit habe.

Das führt leider immer wieder zu Situationen, in denen ich in ein Zimmer komme und sehe, dass der Patient gestorben ist. Das führt dann einerseits zu so etwas wie Erleichterung, weil ich mir denke, dass es schön ist, dass dieser Mensch es sozusagen geschafft hat. Gleichzeitig bedaure ich aber, dass ich nicht dabei sein konnte.

Gleichzeitig läuft in meinem Kopf aber auch noch ein völlig anderer Prozess. Ich denke daran, den Arzt zu rufen, da er die Leichenschau machen muss, er muss also sicherstellen, dass der Patient wirklich tot ist. Außerdem denke ich daran, dass wir danach noch weitere vier Stunden warten müssen, bis der Arzt noch einmal erscheint, weil es ja sein kann, dass der Patient trotz scheinbarer Anzeichen des Todes noch am Leben ist. Das heißt also, dass wir in der Zwischenzeit darauf achten, ob eine Leichenstarre einsetzt oder ob es Leichenflecken gibt. Während dieser Stunden bleibt der Leichnam übrigens auf dem Zimmer, um auch diese ungestellte Frage zu beantworten.

Danach wiederum haben wir Pflegekräfte die Aufgabe, den Toten in die Leichenhalle zu bringen – oder in die Prosektur, wie diese Leichenhalle inzwischen gerne genannt wird. Auch das ist etwas, das sich Außenstehende nur schwer oder kaum vorstellen können. Es handelt sich vielleicht um eine Person, mit der ich vor noch nicht allzu langer Zeit noch ganz normal geredet habe. Es war vielleicht sogar jemand, mit dem ich mich gut verstanden habe, bei dem ich dabei war, als sich der Zustand zusehends verschlechtert hat.

Und plötzlich stehe ich neben dem leblosen Körper der Person. An einen Zeh dieser Leiche muss ich dann auch noch ein Etikett anbringen. Manchmal wiederum müssen wir diese Etiketten aus unterschiedlichen Gründen auch direkt auf den Körper kleben, was ich persönlich als unschön und sogar unmenschlich empfinde.

Abgesehen davon muss ich den Toten noch einmal waschen, ihn frisch machen und die Unterlage ein letztes Mal wechseln. Manchmal wird auch die Bettwäsche noch einmal gewechselt, insbesondere, wenn wir wissen, dass es noch Angehörige gibt und wir versuchen, sie zu informieren. Wir sorgen dafür, dass der Verstorbene gepflegt aussieht, falls dieser Ausdruck in dieser Situation angemessen ist. Dazu gehört neben dem Waschen auch darauf zu achten, dass der Mund geschlossen bleibt und die Augenlider ebenfalls geschlossen sind.

Okay, zurück zum Thema Prosektur. Ich habe also alles erledigt, nun soll es runter in die Prosektur gehen. Was dann in der Regel heißt zu hoffen, dass man diesen Weg nicht allein mit dem Toten gehen muss, sondern dass noch jemand mitkommt. Denn Leichenhalle bedeutet eben Leichenhalle. Es ist nicht immer angenehm, sondern für mich persönlich immer auch ein wenig unheimlich oder beängstigend, eine Leiche in die Prosektur zu bringen.

Wichtig anzumerken ist auch, dass der Tod keine Rücksicht auf die Uhrzeit nimmt. Das wiederum kann bedeuten, dass ich den Verstorbenen nachts in die Leichenhalle bringen muss. Allerdings ist es gerade nachts so, dass man nicht selten allein auf der Station ist, dass es also niemanden gibt, der einen auf diesem Weg begleitet. Dann muss ich also jemanden von einer anderen Station bitten, mich zu begleiten, was aber auch schwer bis unmöglich ist, da die Kollegen ihre eigenen Patienten für die Zeit des Transports in die Prosektur alleine lassen müssten. Trotzdem muss es aber geregelt werden, weil ich nicht alleine mit einer Leiche in die Leichenhalle kann. Und zwar nicht nur, weil es mir unheimlich ist oder ich Angst habe. Viel wichtiger ist in dem Zusammenhang, dass ich den Toten in eine der Schubladen transferieren muss. Was für eine Person alleine schlicht und einfach unmöglich ist.

Soll heißen: Alles muss schnell und zack, zack gehen. Ich greife mir also den einen Kollegen von der Station, bringe mit ihm gemeinsam so schnell wie möglich den Toten in die Prosektur – weil besagter Kollege ja seinen Patienten nicht lange allein lassen kann und darf. Also wird der Tote nach unten gebracht, ratzfatz in die Truhe geschoben. Anschließend wird noch der Name auf einem Zettel notiert, der an der Truhe angebracht wird, damit die Kollegen wissen, wer überhaupt darin liegt. In solchen Situationen gibt es keine Möglichkeit, sich zehn Minuten hinzusetzen und über den Tod dieses Menschen nachzudenken. Die Situation ist natürlich schlimm, aber es gibt nicht die Zeit, um sich sozusagen die Zeit zu nehmen. Es gibt keine Zeit für das, was Außenstehende als würdevollen Abschied bezeichnen würden.

Für mich und meine Kollegen gibt es daher kaum Zeit, das Geschehene wirklich zu verarbeiten. Denn der Tod darf keine Ablenkung von der Realität sein, und die Realität besteht darin, dass Lebende und auch kranke Menschen zu versorgen sind. Was in anderen Worten bedeutet, dass weitergearbeitet werden muss, dass zu erledigen ist, was erledigt werden muss.

Genau das ist eine der großen Herausforderungen dieses Berufs. Emotionen können sich schnell abwechseln, wir müssen ständig zwischen ihnen hin und her springen. Vielleicht klingelt eine Patientin und entschuldigt sich, dass ihr etwas heruntergefallen ist. Ein anderer Patient hat sich vielleicht eingenässt. Ich muss ihn dann sauber machen und ihm sagen, dass alles in Ordnung ist. Oder ein Patient berichtet von etwas Schönem im Leben und ich muss darauf eingehen, ich kann nicht sagen, dass ich gerade keine Lust auf das Thema habe, weil ich gerade einen Toten in die Leichenhalle geschoben habe. In solchen Momenten wird einfach erwartet, dass ich freundlich bin und mich auf die Erzählung von etwas Schönem einlasse. Und das ist nicht immer einfach.

Mmh, Urin! Lecker!

Wie sehr sich Medizin und Pflege weiterentwickelt haben, wird immer wieder auch an Beispielen deutlich, die aus heutiger Sicht fast unwirklich oder gar wie reine Fantasie klingen. Etwa wenn es um das Thema Urin geht. Heute gibt es vielfältige Möglichkeiten, Urin zu analysieren. Es gab jedoch eine Zeit, in der Ärzte und Pflegekräfte sich in diesem Zusammenhang vor allem auf eines verlassen mussten – die eigenen Geschmacksnerven. So unglaublich es sich aus heutiger Sicht anhört, war es früher doch tatsächlich so, dass Urin der Patienten probiert wurde. Stellte man dann einen süßlichen Geschmack fest, dann wusste man schnell, dass der Patient Diabetes hat. Weil der Zucker nicht vom Körper aufgenommen, sondern über den Urin ausgeschieden wird.

Und falls sich jetzt jemand davor ekelt, es geht noch ekelerregender: Früher wurde ohne Handschuhe gearbeitet. Patienten wurden also ohne Handschuhe gewaschen, der Stuhlgang ohne Handschuhe abgewischt. Reicht? Reicht!

DAS UNGESCHRIEBENE GESETZ DES TODES

Sterben zwei, dann stirbt bald auch der Dritte. Das ist nicht einfach ein so dahergesagter Satz, bei diesem Satz handelt es sich vielmehr um ein real existierendes, aber ungeschriebenes Gesetz in der Pflege. Denn stirbt auf der Station ein Patient und bald darauf ein zweiter, dann warten im Grunde alle darauf, wer als Nächstes gehen wird. Es ist eine Art Gewissheit: Wenn bereits zwei Menschen gestorben sind, dann stirbt garantiert noch ein dritter – es sterben immer drei Menschen! Dabei geht es gar nicht darum, ob vielleicht die ersten beiden Patienten auf demselben Zimmer verstorben sind – das spielt absolut keine Rolle. Da es jedoch unabhängig davon geschieht, wissen wir, dass immer drei Menschen sterben, und wir fragen uns bald, wer dieses Mal die Nummer Drei sein wird.

Liegt wie ein Stein im Magen

Nach einer Gallensteinoperation ist es in der Regel so, dass die Patienten die entfernten Gallensteine in einem kleinen Reagenzgläschen überreicht bekommen. Nun sind wie gesagt nicht alle Menschen gleich, und eines Tages wurden besagte Steine einer Patientin übergeben, die immer noch von der Narkose ein wenig benebelt war. Diese Patientin dachte deswegen, dass man ihr in dem Gläschen nicht ihre eigenen Gallensteine, sondern irgendwelche Medikamente überreicht hatte. Also tat sie, was Patienten gemeinhin tun, wenn man ihnen Medikamente gibt: Sie schluckte sie herunter. Nur schluckte sie eben tatsächlich keine Medikamente, sondern ihre eigenen Gallensteine. Das führt zu keiner Katastrophe, da die Steine auf natürlichem Wege wieder ausgeschieden werden. Warum ich diese Geschichte dann erzähle? Weil nicht jede Geschichte ein besonders aufregendes Ende haben muss, sondern es ist eine Geschichte, die in einem Krankenhaus an einem ganz normalen Tag geschehen kann und was Patienten in einem Krankenhaus an einem ganz normalen Tag so tun.

FLIEG HINAUS, SEELE, FLIEG HINAUS

Dass in Krankenhäusern Menschen sterben, ist uns bekannt. Zum Tod eines Menschen in einem Krankenhaus gehört jedoch auch ein Ritual, das alle Pflegekräfte kennen und befolgen, unabhängig von ihrer Religion oder Weltanschauung, sei es muslimisch, jüdisch, christlich oder nicht religiös.

Diese Ritual ist letztlich sehr simpel: Wenn jemand stirbt, wird in seinem Krankenzimmer von uns ein Fenster geöffnet und erst mal offen stehengelassen. In der Pflege verbinden wir damit die Idee, dass durch das geöffnete Fenster die Seele der Verstorbenen entweichen kann. Wir bleiben aber nicht einfach im Raum stehen und schauen der Seele hinterher. Stattdessen öffnen wir die Fenster und verlassen den Raum, damit sich die Seele ungestört auf ihren Weg machen kann. Obwohl es einerseits immer traurig ist, da gerade ein Mensch verstorben ist, empfinde ich dieses Ritual andererseits als schön und vor allem tröstlich.

Wer wird denn gleich in die Luft gehen?

Im Zusammenhang mit dem Thema Rauchen gibt es immer wieder Situationen, die sich an der Grenze zwischen urkomisch und sprichwörtlich brandgefährlich bewegen. Zum Beispiel wenn Patienten nicht mehr gut atmen können, und eine Sauerstoffbehandlung bekommen. Bei dieser Behandlung wird der Sauerstoff durch Schläuche in der Nase zugeführt. Einige Patienten sehen das als eine Art Freibrief, trotzdem eine Zigarette zu rauchen. Nur ist es eben so, dass Sauerstoff und Feuer sich nicht vertragen. Es kann also durchaus zu einer Explosion kommen, was auch schon mal vorgekommen ist. Wie man sich denken kann, ist dies äußerst gefährlich. Zumindest schockiert eine solche unerwartete Explosion alle Beteiligten und der Patient wird während seiner Sauerstoffbehandlung sicherlich nicht erneut zur Zigarette greifen.

ICH KANN VIEL AB – ABER DAS NICHT!

Jeder Mensch ist anders, und das gilt auch für Pflegekräfte. Es gibt unterschiedliche Persönlichkeiten, manche von uns sind Rabiatas und andere sind und bleiben Uschis. Doch abgesehen davon, gibt es auch viele Gemeinsamkeiten, die uns Pflegekräfte verbinden. Zum Beispiel wollen wir in unserem Beruf für Menschen da sein und interessieren uns für Medizin. Außerdem ist uns gemein, dass wir mit Dingen klarkommen, mit dem kaum ein anderer Mensch klarkommt: Wir kommen mit dem Sterben und dem Tod ebenso klar wie mit dem Umgang mit menschlichen Ausscheidungen. Anderen Menschen, da bin ich sicher, wird schon schlecht davon, wenn sie nur solche Begriffe lesen. Wir dagegen können in der Pause ein Sandwich essen, und uns dabei über die Patientin unterhalten, die vollkommen eingestuhlt war, weil sie vermutlich Durchfall hat und wir später noch eine Stuhlprobe entnehmen müssen. Uns allen ist also gemein, dass wir kaum Ekelgefühle entwickeln. Allerdings gibt es eine Ausnahme, bei der fast alle ähnlich reagieren: Wir ekeln uns fast alle vor ... Erbrochenem. Richtig gelesen: Wir haben keine Probleme mit Stuhlgang, mit vollgesch*ssenen Betten oder was auch immer. Wir können Blut sehen, wir haben keine Probleme mit entzündeten Wunden und schon gar nicht mit Urin. Bei Erbrochenem dagegen stoßen wir an unsere Grenzen. Wir fühlen uns nicht nur unwohl, sondern rennen regelrecht davon.

Die Erklärung dafür fällt uns allen schwer. Denn im Endeffekt haben wir keine Ahnung, was uns an Erbrochenem so abstößt. Vielleicht sind es diese Würgelaute, die ein Mensch von sich gibt, wenn er sich übergeben muss. Möglicherweise ist es die Konsistenz des Erbrochenen oder dieser einzigartige und unangenehme Geruch.

METIN, HEUTE DARFST DU EINE GEBURT MITERLEBEN

Wir befinden uns im ewigen Kreislauf des Lebens: Der Tod ist eine Seite des Pflegealltags. Glücklicherweise ist er jedoch nur eine Seite davon, und die andere, gegensätzliche Seite gehört genauso dazu. Eine Geburt zu erleben ist für mich eines der Highlights meines Berufs. Ich werde nie vergessen, wie ich während meiner Ausbildung eine Geburt per Kaiserschnitt miterlebte. Ich sah, wie dieses blutige kleine Bündel das Tageslicht erblickte – und abseits des Blutes erfasste ich vor allem die Schönheit des Augenblicks, dass ich dabei war, wenn man so will, wenn ein neues Leben seinen Weg geht.

Obwohl es wunderschön sein kann, eine Geburt mitzuerleben, gibt es im Alltag immer wieder Umstände, die einem die Glücksgefühle vermiesen. In dem Fall, von dem ich erzählen möchte, arbeitete ich auf einer Geburtsstation. Mir wurde gesagt, dass ich an diesem Tag bei einer Geburt dabei sein würde oder genauer gesagt, dass ich dabei sein durfte. Dadurch war ich sehr aufgeregt. Diese Aufregung hielt immer noch an, als schließlich eine Patientin nach mir klingelte und mich bat, ihr die Milch zu bringen. Natürlich sagte ich, dass es kein Thema sei. Also lief ich los, nahm die Milch, aber aufgrund meiner Aufregung verwechselte ich auf dem Rückweg die Zimmertüren. Daher platzte ich unangekündigt und vollkommen unerwartet in ein Zimmer, in dem gerade Visite war. Mein plötzliches Erscheinen führte nicht gerade zu Freudenbekundungen, vielmehr reagierte die Oberärztin ausgesprochen ungehalten und böse. Ich stammelte eine Entschuldigung in das Zimmer und verließ es sofort. Kurz darauf hörte ich besagte Oberärztin laut schreien. Ich hatte keine Ahnung, was los war. Dann stürmte die Oberärztin aus dem Zimmer und rief, uns alle auf, sofort zu ihr zu kommen. Also traten alle heran und auch ich stand immer noch dabei. Dann fing die Ärztin an zu schimpfen, dass sie bereits mehrmals gesagt hatte, dass sie bei der Visite nicht gestört werden möchte. Sie fragte mich, was mir denn einfalle, einfach so in das Zimmer zu stürmen. Ich erklärte ihr, dass es mir leidtat und dass ich einfach sehr aufgeregt war, weil ich gleich bei einer Geburt dabei sein durfte. Ich ergänzte noch, dass ich die Türen verwechselt hatte und eigentlich in das Nebenzimmer wollte. Doch all das beruhigte die Ärztin nicht wirklich. Dieser unerwartete Ausraster und die fortgesetzten Vorwürfe trotz meiner Entschuldigungen raubten mir das Glücksgefühl, das ich angesichts der bevorstehenden Geburt in mir trug.

Dazu muss ich nun noch einmal etwas zu den Ärzten sagen. Wie oft laufen Ärzte unangekündigt durch die Patientenzimmer, während wir dort die Patienten waschen? Wie oft machen diese Ärzte dann irgendetwas mit den Patienten, ohne uns zu fragen, ob es gerade passt oder ob sie uns womöglich stören? In diesen Fällen wird erwartet, dass wie es einfach akzeptieren, dass wir uns nicht beschweren oder gar die Ärzte anmeckern.

Wie auch immer: Ich habe natürlich der Patientin noch ihre Milch gebracht und wie angekündigt war ich schließlich auch bei der Geburt dabei. Besonders glücklich hat mich gemacht, dass ich tatsächlich auch das Baby halten und es gemeinsam mit der Hebamme auf die Waage legen durfte. Alles in allem war es ein schöner Abschluss dieses Tages, trotz der unschönen Zwischentöne.

Da war doch noch …

Übergabe – wir alle kennen es. Du kommst zum Nachtdienst oder deiner Schicht und siehst die Kollegen von der vorherigen Schicht rumsitzen. Man denkt sich, dass es wohl ein ruhiger Dienst war. Dann folgt die Übergabe, bei der es vielleicht heißt, dass man in dem einen Zimmer dies und das vergessen habe, in einem anderen Zimmer die Wechseldruckmatratze noch angebracht werden muss und … ach ja, die sitzt noch auf dem Toilettenstuhl.

Das ist etwas, das auch den Besten passieren kann. Wir setzen Patienten auf die Toilette, doch sie klingeln nicht, wenn sie fertig sind – sodass wir sie inmitten des alltäglichen Stresses einfach vergessen. Wenn wir uns dann auf die Suche machen, entdecken wir manchmal Patienten, die auf der Toilette eingeschlafen sind. Andere sind wach, haben aber einfach nicht daran gedacht, sich zu melden. Und immer wieder finden wir Patienten, die seelenruhig Gegenstände aus Toilettenpapier falten.

KAPITEL 10

Notaufnahme

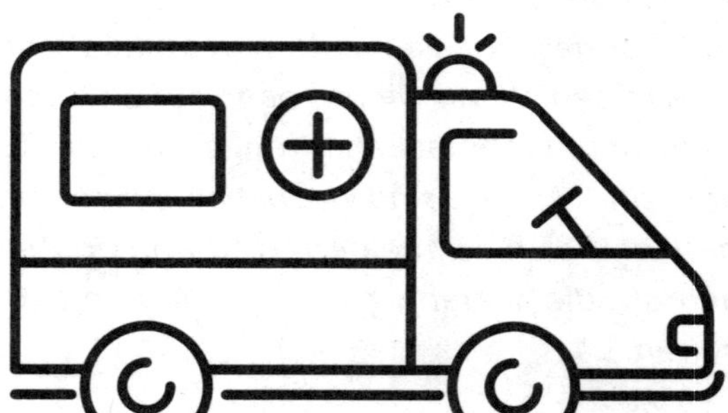

DIE LIEBEN PATIENTEN: VON MACKERN UND MEMMEN

Alle Menschen sind unterschiedlich, das wird immer wieder gesagt, weil es einfach wahr ist. Pflegekräfte, Ärzte und natürlich auch Patienten unterscheiden sich voneinander. Während meiner Ausbildung in der Notaufnahme konnte ich das besonders deutlich erkennen. Da gibt es zum Beispiel die sehr ängstlichen Patienten, die im Grunde vor allem Angst haben, aber auch breitschultrige Männer, die so tun, als könnte sie gar nichts erschüttern. Doch kaum muss man diesen Kerlen dann Blut abnehmen oder ihnen einen Zugang legen, kollabieren sie bereits. Und wenn sie nicht gleich kollabieren, dann steht ihnen die Angst ins Gesicht geschrieben und sie müssen beim Blutabnehmen in eine andere Richtung schauen, weil ihnen der Anblick von Blut panische Angst macht. Wenn solch ein Mann von einer Frau begleitet wird, bricht sie meist in Lachen aus, weil er auch ihr so oft vorgegaukelt hat, ein harter Kerl zu sein, nun aber vor ein paar Tropfen Blut zurückzuckt.

Kommen wir zu einem völlig anderen Patiententypus, der heutzutage kaum noch erwähnt wird. Warum wird er nicht mehr erwähnt? Weil es zwar einerseits viele Jahre sozusagen ein geflügeltes Wort war, inzwischen jedoch als offensichtlich rassistisch erkannt wurde: Der Begriff lautet Morbus Mediterraneus und ist letztlich ein künstlich entstandenes Wortgebilde, was immer noch von Pflegekräften und Ärzten umgangssprachlich benutzt wird. Es ist bekannt, dass dieser Begriff dafür stand, dass Menschen aus dem Mittelmeerraum als besonders schmerzempfindlich galten – daher also Mediterraneus. Morbus wiederum ist das lateinische Wort für Krankheit. Es gibt jedoch keine wissenschaftlichen Beweise für diese Behauptung, außerdem ist der Begriff rassistisch und sollte auf keinen Fall ernst genommen werden.

Letztlich ist Morbus Mediterraneus also nichts anderes als eine medizinisch klingende Umschreibung eines Vorurteils. Dieses Vorurteil bezieht sich einerseits auf alle Personen aus dem Mittelmeerraum, insbesondere aber auf Frauen. Und zwar nicht zuletzt bezogen auf das Thema Geburt. Um es salopp auszudrücken, heißt es dann, dass eine deutsche Frau ihr Baby einfach mal so herauspresst, während eine Frau aus dem mediterranen Raum bei der Geburt das gesamte Krankenhaus regelrecht zusammenschreit.

Inzwischen ist Morbus Mediterraneus allerdings weitgehend aus dem Sprachgebrauch verschwunden. Nicht zuletzt auch aus dem Grund, dass so ein flapsig dahergesagter Begriff – selbst, wenn er nicht rassistisch gemeint ist – dazu führen könnte, dass Patienten aus dem Mittelmeerraum sich nicht ernst genommen fühlen könnten. Dies wiederum könnte dazu führen, dass die Schmerzen von Menschen aus dem Mittelmeerraum nicht angemessen behandelt werden und ihnen möglicherweise die benötigten Schmerzmittel sogar verweigert werden. Persönlich habe es jedoch noch nie erlebt, dass einer Patientin aufgrund ihrer Herkunft Schmerzmittel verweigert wurden, weil man sie als übertrieben schmerzempfindlich eingestuft hätte.

Aber zurück zu den Patienten und den verschiedenen Patiententypen. Dabei dürfen wir eine Gruppe nicht außen vor lassen: die Privatpatienten. Auch diese Gruppe kann man letztlich nicht über einen Kamm scheren, aber es ist sicherlich nicht übertrieben, sie im Allgemeinen als recht anspruchsvoll zu beschreiben. Sie sind gelinde gesagt eher schwierig, möchten immer noch eine Spur Sonderbehandlung mehr als andere.

Dies wird nicht erst auf den Stationen deutlich, sondern auch in der Notaufnahme. Gerade Privatpatienten erwarten dort oft, dass sie sofort drankommen, ihre Behandlung den Vorzug vor allen anderen Fällen genießt. Dazu muss man allerdings eines wissen: In der Notaufnahme geschieht die Behandlung nicht danach, wer zuerst da war, es geht vielmehr um die Dringlichkeit des Notfalls und die Frage, wie schnell im Einzelfall gehandelt werden muss. Kommt nun ein Privatpatient mit einer Erkältung in die Notaufnahme, dann wird ihm ein Kassenpatient trotzdem vorgezogen, wenn dieser beispielsweise Opfer eines schweren Verkehrsunfalles ist. Hinzu kommt, dass in der Notaufnahme die Krankenkasse ohnehin kein Thema ist. Oder anders ausgedrückt: Versucht ein solcher Patient, sich mit der Aussage in den Vordergrund zu spielen, er sei doch Privatpatient, dann muss er darauf gefasst sein, vom Personal sarkastisch zu hören: „Keine Sorge, die behandeln wir hier auch."

Privatpatienten begegnen uns aber nicht nur in der Notaufnahme, sondern natürlich auch auf den Stationen. Und dort kommt ein Begriff auf, von dem sich gerade die Privatpatienten immer sehr viel versprechen: die Chefarztbehandlung. In ihrer Vorstellung ist das sozusagen ein Rundum-Paket, bei dem der Chefarzt ihnen ständig persönlich die Wangen tätschelt. Die Realität hinter dem Begriff ist jedoch weitaus bescheidener. Die Chefarztbehandlung beschränkt sich letztlich auf ein Händeschütteln mit dem Mediziner und möglicherweise darauf, dass er die Enoxaparin-Spritze verabreicht. Zu Erklärung: Enoxaparin ist ein Blutgerinnungshemmer, den wir Pflegekräfte normalerweise täglich den Patienten spritzen, die den ganzen Tag im Bett liegen, um Thrombosen vorzubeugen.

Bei den Privatpatienten wird meist extra ein Schälchen vorbereitet, in dem die Enoxaparin-Spritze liegt. Nur wird diese dann vom Arzt gespritzt und nicht von uns Pflegekräften. Der Unterschied zwischen beiden Varianten? Außer womöglich einem kurzfristigen Hochgefühl plus gespürter Wichtigkeit aufseiten des Privatpatienten letztlich keine. Für die Klinik ist so etwas am Ende aber immer ein lukratives Geschäft, bei dem mit minimalem Aufwand zusätzliches Geld verdient wird. Soweit ich informiert bin, gibt es nämlich für das Enoxaparin-Spritzen aus Ärzte-Hand einfach mal 50 Euro zusätzlich. Auf den ersten Blick mag das nicht viel erscheinen, summiert sich jedoch schnell – vor allem weil es sich nicht um eine aufwendige Behandlung handelt, sondern um die Verabreichung einer Spritze, die innerhalb von Sekunden erledigt ist.

Zurück zu den anspruchsvollen Privatpatienten in der Notaufnahme, wo immer wieder die verschiedensten Menschen auftauchen. Darunter sind auch jene, die in der Notaufnahme eigentlich gar nichts verloren haben. Was wiederum auch damit zusammenhängt, dass die meisten Menschen in Deutschland inzwischen vollkommen vergessen haben, was der Begriff Notaufnahme eigentlich bedeutet, dass eine Notaufnahme für wirklichen Notfälle zuständig ist. Dass die Menschen den Begriff heute nicht mehr so wahrnehmen, hat am Ende wieder mit dem Zustand des Gesundheitssystems hier in Deutschland zu tun und damit, dass es äußerst schwierig geworden ist, auf herkömmlichem Weg einen Termin bei einem Arzt zu bekommen. Insbesondere bei Untersuchungen wie Röntgen oder Ultraschall, dauert es nicht selten

Monate, bis ein Patient irgendwo einen Termin bekommt. Viele Patienten wissen das mittlerweile auch, und anstatt einfach abzuwarten, gehen sie dann in die Notaufnahme, in der Hoffnung, dort die gewünschte Leistung deutlich schneller zu bekommen. Es gibt immer wieder Patienten in der Notaufnahme, die sozusagen wegen jedem Mist dort auftauchen. Nach einem Arbeitstag stellt jemand fest, dass er nicht mehr zum Hausarzt kann, weil dieser schon geschlossen hat und entscheidet sich stattdessen, in die Notaufnahme zu gehen. Dort angekommen, wundert er sich dann, dass er erst mal drei oder vielleicht vier Stunden warten muss, weil der ach so dringende Notfall sich weit hinter allen anderen, dringlicheren Fällen anstellen muss. Viele dieser Menschen wollen einfach nicht versehen, warum das so ist. Sie verstehen nicht, dass andere vorgezogen werden, weil sie sich selbst tatsächlich als Notfall einstufen. Es gibt tatsächlich Menschen, die wegen einer verstopften Nase in die Notaufnahme kommen – und die schließlich zufrieden wieder von dannen ziehen, nachdem ihnen empfohlen wurde, es doch einfach mal mit Nasenspray zu versuchen. Andere empfinden es als Notfall, wenn sie sich einmal übergeben müssen oder an Durchfall leiden. Diese Menschen haben das Gefühl dafür verloren, was eine wirkliche Notlage und ein tatsächlicher Notfall bedeuten.

Es gibt aber nicht nur solche Situationen in der Notaufnahme, sondern auch Fälle, in denen Patienten den Rettungsdienst alarmieren. Wenn die Rettungssanitäter dann zu Hause bei der Patientin eintreffen, erwartet sie oft eine Behandlung wegen irgendwelcher Schmerzen. Und sie reagiert recht unwirsch, wenn die Rettungssanitäter darauf antworten, dass sie nicht für die Behandlung zuständig sind, da die Patientin durchaus in der Lage ist, selbstständig zu einem Arzt oder auch in ein Krankenhaus zu gehen. Woraufhin die Patientin dann die Rettungssanitäter anschreit und fragt, wie sie es wagen können, so mit ihr zu sprechen, und warum sie ihre Wünsche oder Forderungen nicht erfüllen.

Beim Thema Rettungsdienst gibt es auch Fälle, in denen Patienten angaben, sie hätten den Rettungsdienst gerufen, weil sie selbst kein Auto besitzen. Der Rettungsdienst diente quasi als Taxi-Ersatz.

Oder: Patient X wird tatsächlich vom Rettungsdienst ins Krankenhaus gebracht, dort kommen die Ärzte schließlich zu dem Ergebnis, dass der Patient nicht in der Klinik bleiben muss und entlassen werden kann. Woraufhin der Patient fragt, wie er denn nach Hause kommen soll. Jemanden anrufen? Nein, der Ehepartner arbeitet gerade. Schließlich kommen solche Patienten dann auf die Idee, sich ein Taxi zu bestellen – allerdings verbunden mit der Frage, ob die Kosten dafür auch vom Krankenhaus übernommen werden. Spoiler: Nein, werden sie natürlich nicht, was eigentlich jeder halbwegs vernunftbegabte Mensch selbst beantworten könnte.

Nächstes Beispiel ist die Kindernotaufnahme. Hierzu ist natürlich zu sagen, dass es mehr als verständlich ist, dass Eltern um die Gesundheit ihres Kindes besorgt sind. Wenn Eltern mit ihrem Kind in der Kindernotaufnahme erscheinen, stellen wir ihnen oft die Frage, ob sie zuvor schon bei einem Arzt waren. Die Antwort lautet in der Regel, dass das nicht der Fall war. Das Kind hatte dann vielleicht schon seit drei Tagen Fieber, aber niemand ist auf die Idee gekommen, einen Arzt zu konsultieren – bis man schließlich die Notaufnahme ansteuert. Auf die Frage, wie es so weit kommen konnte, gibt es nicht selten eher halbgare Antworten. Die Eltern hätten es nicht geschafft, einen Arzt aufzusuchen, da sie selbst arbeiten mussten und so weiter und so fort.

Anderer weiterer Fall, immer noch in der Kindernotaufnahme: Kind hat seit 13 Uhr Fieber, gegen 16 Uhr erscheinen die Eltern mit dem Kind in der Notaufnahme. Dort wird ihnen die Frage gestellt, ob sie dem Kind bereits etwas gegen das Fieber gegeben hätten. Worauf die Eltern mit Nein antworten. Auf die Frage, warum nicht, gibt es entweder ein Schulterzucken oder die doch recht verblüffende Antwort: Man habe dem Kind nichts gegeben, weil der Arzt sonst nicht sehen könne, dass das Kind Fieber habe.

In diesem Zusammenhang gibt es auch noch eine weitere Variante. Wenn Eltern mit einem fiebernden Kind kommen, rechne ich in Gedanken und auch in der Realität bereits aus, wie hoch die Dosis Paracetamol bei einem Kind dieses Gewichts sein müsste. Doch bevor ich dem Kind die berechnete Dosis verabreiche, greifen die Eltern erneut mit der schon erwähnten Begründung ein: kein Medikament für das Kind, da der Arzt sonst nicht erkennen könne, dass das Kind wirklich Fieber hat. Schlicht gesagt gibt es Eltern, die ihr Kind schon mal weitere zwei bis drei Stunden unbehandelt dasitzen lassen, bis schließlich der Arzt erscheint und sehen kann, wie schlecht es dem Kind geht.

Und natürlich gibt es bei dem Thema Patienten heute auch ein vollkommen anderes Problem – das Problem namens Internet. Denn heutzutage glauben viele Patienten, mehr über Krankheiten zu wissen als wir Pflegekräfte oder die Ärzte. Denn der Patient von heute geht meist zunächst einmal in die immer geöffnete Praxis von Prof. Dr. Google und informiert sich dort. Diese virtuelle Praxis liefert ihm eine Vielzahl von Symptomen und die damit verbundenen Krankheiten. Daher kommen viele Patienten heute nicht mehr nur mit der Ansage ins Krankenhaus, dass sie hier oder da Schmerzen haben, dass die Schmerzen stark oder schwach sind. Vielmehr erscheinen sie nicht selten mit der fertigen Selbstdiagnose in der Klinik und berichten den Ärzten, dass sie aufgrund der Symptome vermutlich an X oder Y leiden. Dabei kommen sie nicht einmal auf die Idee, dass sie von Prof. Dr. Google vielleicht auf eine völlig falsche Fährte gelockt worden sind.

Ich kann das durchaus verstehen, ich selbst googele auch, wenn mir etwas wehtut oder ich irgendeine Erkrankung vermute. Allerdings gibt es immer wieder negative Auswirkungen, wenn man in die Irre geführt wird. Das wird nicht zuletzt bei Kindern deutlich. Beispiel: Kind hat Fieber und Schnupfen. Bedeutet: Das Fieber kommt wegen des Schnupfens.

Ungewöhnlich wäre es, wenn Fieber ohne weitere Symptome auftritt. Wenn das Kind also weder Schnupfen noch Durchfall hat, trotzdem aber plötzlich Fieber bekommt, wäre das ungewöhnlich und möglicherweise besorgniserregend. Doch wenn wie im beschriebenen Fall auch Schnupfen vorhanden ist, dann ist das Fieber eben nicht ungewöhnlich.

Nun handelt es sich in besagtem Fall aber vielleicht um Eltern, die einmal mehr Prof. Dr. Google um Hilfe bitten. Durch Google stoßen sie schließlich auf Informationen, die sie regelrecht erschrecken. Dass die Ursache des Fiebers vielleicht eine Blutvergiftung sein könnte oder dass sich irgendeine andere schwere Krankheit dahinter verbergen könnte. Doch Prof. Dr. Google ist niemand, der Rücksicht darauf nimmt, dass durch solche Aussagen oder Informationen Eltern unnötig verängstigt werden können. Google liefert einfach Fakten, und manchmal werden wichtige Informationen ausgelassen oder sie werden von den Google-Nutzern schlicht und einfach überlesen. Haben Eltern nun die Begriffe Fieber und Blutvergiftung auf unerfindliche Weise in Zusammenhang gebracht, vor allem in Bezug auf das eigene Kind, stehen sie möglicherweise bald völlig aufgelöst mit ihrem Kind in der Kindernotaufnahme.

Doch dieses Beispiel lässt sich auch umkehren. Etwa mit dem Blick zurück auf die Coronapandemie und vor allem die von vielen Lockdowns beherrschten Jahre 2020 und 2021. Denn zu jener Zeit geschah etwas, das Außenstehende kaum mitbekommen haben, und das für sie rückblickend vermutlich überraschend sein wird. Denn gerade während Corona hatten wir in den Kindernotaufnahmen, in der ich damals arbeitete, so wenig zu tun wie nie zuvor. Niemand kam mehr in die Notaufnahme. Und wenn doch jemand kam, dann war es tatsächlich ein Notfall. Teilweise behandelten wir an einem ganzen Tag vielleicht zehn Patienten und jeder Einzelne von ihnen war ein wirklicher Notfall. Auf einmal funktionierte alles! Warum? Unter anderem auch dank Prof. Dr. Google. Denn was die Menschen im Netz oder allgemein in den Nachrichten mitbekamen, versetzte sie in solch große Angst vor Ansteckungen, dass sie Kontakte weitgehend vermieden und erst recht nicht zwischen Unbekannten und Kranken in der Notaufnahme der Kliniken sitzen wollten.

Während dieser Zeit waren plötzlich auch alle Eltern in der Lage, ihre Kinder daheim zu versorgen. Kinder mit Fieber, Husten und mit Schnupfen konnten zu Hause bleiben. Die Eltern haben es geschafft, ihren Kindern Hustensaft oder auch Paracetamol zu geben. All das funktionierte während der Pandemie.

Natürlich war dieser Zustand nicht von Dauer. Sobald Corona vorbei war oder die Lage sich zumindest entspannte und die Menschen keine Angst mehr vor der Pandemie hatten, strömten sie wieder in die Notaufnahme, und es ging im gleichen Stil wie vorher weiter.

Für uns bedeutet das jedoch, dass wir nun wussten, dass es auch anders geht. Dass alles funktionierte, wenn die Menschen einen klaren Kopf behielten und zumindest in gewissem Maße darüber nachdachten, was notwendig und nicht notwendig war.

Leider hielt dieser Bewusstseinswandel nicht lange an. Sobald die Nachrichten verkündeten, dass Corona nicht mehr so schlimm sei, schien es, als ob jemand den Schalter umgelegt hätte. Die Menschen kehrten zu hundert Prozent wieder in ihre alten Verhaltensmuster zurück, ohne etwas aus der Zeit mitgenommen zu haben, in der eine Veränderung möglich schien.

Let's talk about Sex

In einem Krankenhaus zu liegen, ist sicher für jeden Menschen eine Ausnahmesituation. Diese Ausnahmesituation beutete allerdings nicht, dass auch alle Wünsche, jegliches Begehren oder alle Lüste abgestellt sind.

So kommt es dann eben auch vor, dass jemand auf der Station liegt und von seinem Partner oder der Partnerin besucht wird. Was nach längerer – oder auch nicht so langer – Trennung dazu führen kann, dass plötzlich die Gefühle aufwallen. Und mit aufwallenden Gefühlen meine ich, dass diese Paare dann im Krankenbett miteinander Sex haben. Vor allem dann, wenn sie sich unbeobachtet fühlen. Häufig wird allerdings vergessen, dass ein Krankenhaus anders funktioniert als das heimische Schlafzimmer, was wiederum bedeutet, dass jederzeit jemand auftauchen kann. Andersherum gesagt: Als Pflegekraft kann es durchaus passieren, dass man ohne irgendwelche Hintergedanken in ein Patientenzimmer stürmt und dort auf zwei Menschen stößt, die es gerade miteinander tun. So etwas passiert nicht jeden Tag, aber es passiert immer wieder einmal.

Und wenn wir schon beim Thema Sex sind: Was durchaus häufiger vorkommt, ist, dass wir in ein Zimmer kommen, in dem sich ein Patient gerade selbst befriedigt. Das ist auch kein Grund, nun peinlich berührt ins Buch zu kichern. So etwas ist menschlich, so etwas kommt vor, sowohl im heimischen Schlafzimmer als auch im Krankenhausbett. Die Situation ist letztlich für beide Seiten nicht besonders angenehm, aber sie ist einfach menschlich. Mehr gibt es dazu eigentlich nicht zu sagen.

KAPITEL 11

Pflegeschule

TRÄNEN AUF DER TOILETTE: DIE AUSBILDUNG – EIN SCHWIERIGES THEMA

Die Ausbildung in der Pflege ist – schwierig. Allerdings liegt die Schwierigkeit nicht primär darin, komplexe Themen zu beherrschen. Vielmehr ist sie schwierig, weil letztlich niemand Zeit hat, den Nachwuchs angemessen auszubilden. Die Pflegeschüler werden daher häufig mit sich und ihrer Arbeit alleine gelassen. Hinzu kommen unangenehme Schichten, die am Ende bedeuten, dass die Auszubildenden zwölf Tage am Stück im Dienst sind. Es wird also sehr viel von ihnen verlangt, oft sogar zu viel. So kommt es immer wieder vor, dass Auszubildende nicht mehr wissen, wie sie all das bewältigen sollen und nach einem Ventil für ihren Frust suchen. Ich selbst habe das erlebt, und auch ich habe mich wie zahllose andere Azubis auf der Toilette verkrochen, mich dort quasi versteckt, weil ich nicht mehr wusste, was ich tun oder wie es weitergehen soll. Fast jeder Auszubildende hat ähnliche Situationen erlebt, und weiß, dass man sich dann einfach mal auf der Toilette verschanzt, um ungestört heulen zu können. Was jedoch nicht bedeutet, dass es wirklich niemand bemerkt. Tatsächlich sind diese Situationen inzwischen so selbstverständlich, dass sie fast schon erwartet werden. Wenn eine erfahrene Schwester zum Beispiel nachfragt, wo Auszubildender X wieder einmal ist, bekommt sie oft mit einem Schulterzucken die Antwort, dass X vermutlich gerade auf der Toilette ist, um zu weinen. Daraufhin seufzt die fragende Schwester kurz und wendet sich wieder ihrer Arbeit zu.

Grundsätzlich beginnen Auszubildende anfangs noch voller Engagement und Freude, stoßen jedoch bald schon auf Hindernisse, die sie vor größere Herausforderungen stellt als notwendig. Wobei es natürlich auch auf die Persönlichkeit der jeweiligen Auszubildenden ankommt. Da gibt es etwa den besonders motivierten Pflegeschüler, der immer sogar etwas zu früh zur Schicht erscheint und auch die Übergabe miterleben möchte. Dieser Typ von Pflegeschüler findet auch immer etwas zu tun, ist immer aktiv und lungert nicht einfach in der Ecke herum.

Doch es gibt auch das genaue Gegenteil dieser Auszubildenden. Nämlich jene, die keine Lust haben, sich besonders anzustrengen, die gern auch mal unangenehmeren Aufgaben aus dem Weg gehen und die sich ganz allgemein nicht gerade durch ihr Engagement auszeichnen. Sie spielen an ihrem Handy herum oder verstecken sich sogar irgendwo, um nicht für Arbeiten herangezogen zu werden.

Ich erinnere mich an eine Situation, in der sich ein Pflegeschüler hinter einer Tür in dem sogenannten Fäkalienraum versteckt hatte. Jenem Raum also, in dem Toilettenstühle gereinigt und wieder fit für den nächsten Einsatz gemacht werden. Es gehört schon eine ganze Menge Abneigung vor normaler Arbeit dazu, sich gerade in einem solchen Raum vor besagter Arbeit zu verstecken – denn dass es sich nicht um die angenehmste Umgebung handelt, das muss vermutlich nicht besonders betont werden.

Manchmal allerdings ist man als Pflegeschüler einfach nur noch fertig und erschöpft, kann sich kaum noch auf den Beinen halten. Ich erinnere mich an eine Situation, in der ich auf einem Stuhl neben dem Bett einer Patientin saß und ihr das Essen reichte. Kurze Anmerkung für Laien: Füttern sagen wir nicht, wir reichen das Essen. Alles klar? Gut! Also weiter im Text: Ich reiche der Patientin also das Essen, nur war ich an diesem Tag derart müde, dass ich schließlich eingeschlafen bin. Irgendwann fragten sich meine Kollegen, wo ich denn sei – und schließlich haben sie mich gefunden. Sie haben einen Metin gefunden, der mit nach hinten lehnendem Kopf, den Teller und den Löffel noch in der Hand, auf dem Stuhl neben dem Bett der Patientin schlief.

Die Patientin wies liebevoll darauf hin, dass sie mich nicht stören wollte, dass sie mich einfach schlafen ließ und niemanden rufen wollte, um mich vom Stuhl zu entfernen.

Natürlich haben mich meine Kollegen dann geweckt, und alle haben gelacht, aber damit war das Thema dann auch durch. Weil die Kollegen wussten, dass so ein Moment keine Ausnahme ist, sondern immer wieder einmal vorkommt. Gerade bei den Azubis: Weil Azubis eben Azubis sind und weil Azubis in der Regel auch noch recht jung sind. Die Azubis kommen mit dem Schichtdienst zurecht, aber sie verlieren natürlich nicht die Lust daran, auch mal Party zu machen. Was dann eben schnell einen recht müden Menschen zur Folge haben kann.

Wenn wir über verschiedene Typen von Pflegeschülern sprechen, dann dürfen wir einen Typus auf gar keinen Fall vergessen: den Oberklugen. Dazu muss gesagt werden, dass Theorie und Praxis in der Pflege oft weiter voneinander entfernt sind. Wir lernen in der Schule, wie man ein Problem auf die eine Weise löst, während sich in der Praxis längst durchgesetzt hat, dieses Problem fast schon auf eine gegensätzliche Weise anzugehen.

Ein einfaches Beispiel ist, dass wir alle lernen, keine Wäsche auf den Boden zu werfen, dass generell nichts auf den Boden geworfen wird. In der Praxis werfen jedoch alle natürlich immer alles auf den Boden. Wenn eine erfahrene Schwester dies tut, ruft sie ihrem Auszubildenden ihren Standardspruch zu: „Aber in der Prüfung machst du das nicht so!" Dies gilt nicht nur für den Fall der Wäsche auf dem Boden, es gibt zahllose weitere Beispiele für den Widerspruch zwischen Theorie und Praxis. Nur gibt es dann eben auch die oberkluge Pflegeschülerin oder den oberklugen Pflegeschüler, die solche Handlungen mit dem Hinweis kommentieren, dass sie all das in der Schule aber völlig anders gelernt haben. Woraufhin sie von erfahrenen Schwestern wie der schon vielfach erwähnten Rabiata zurechtgewiesen werden, dass man es aber nun einmal so macht, aber dass dies nichts in der Prüfung zu suchen hat.

Ebenfalls zur Ausbildung gehört, dass man eine Dose mit Medikamenten in die Hand bekommt, und sie einem Patienten in einem der Zimmer geben soll. Immer wieder kommt es dann vor, dass besagter Patient fragt, wofür die Medikamente denn eigentlich seien. Was der Auszubildende natürlich nicht beantworten kann, da sich niemand die Mühe gemacht hat, darüber aufzuklären. Also erklärt Pflege-Azubi X das nicht zu wissen, läuft dann aber durch diverse Flure zurück, dorthin, wo der Auftrag erteilt wurde und fragt nach. Dort bekommt er von einer sichtlich genervten älteren Pflegekraft ein weiteres „Weiß ich auch nicht" zu hören, verbunden mit der Anweisung, die Sache in der Akte nachzusehen. Also tut Azubi X genau das, liest völlig unbekannte Medikamentenbezeichnungen und notiert sie sich. Denn Azubi X will nun freudig zum Patienten zurückkehren und diesem die Namen der Medikamente nennen, um vielleicht einen Bonuspunkt zu sammeln. Kurze Zeit später steht der Azubi dann vor dem Patienten und trägt die notierten

Medikamentennamen vor, nur um vom Patienten die Frage zu hören, welchem Zweck besagtes Medikament dient.

Nun rennt Azubi X allerdings nicht noch einmal zurück, denn Azubi X kennt mittlerweile natürlich auch die Geheimnisse von Prof. Dr. Google, der auf alles eine Antwort zu haben scheint. Also tritt Azubi X unauffällig einen Schritt zur Seite, zückt das Handy und googelt die besagten Medikamente.

Alternativ: Als Auszubildender gibt man einem Patienten Ibuprofen. Der fragt wiederum, wofür das Medikament gedacht sei. Worauf der Azubi antwortet, das sei gegen Schmerzen. Der Patient erklärt daraufhin, dass er gar keine Schmerzen habe. Um einer fruchtlosen Diskussion aus dem Weg zu gehen, wird dann gesagt, dass dies genau der Zweck des Medikaments sei. Der Patient bekomme das Mittel, damit er überhaupt keine Schmerzen verspürt. Morgens, mittags und abends Ibuprofen und alles ist in Ordnung.

… du musst nur wissen, wo es steht.

Das ist auch so eine Sache, an die da draußen niemand denkt: Ist von einer Operation die Rede, denken alle Menschen immer nur an den Arzt, der einen Patienten operiert. Doch die Sache ist mit der eigentlichen Operation noch längst nicht erledigt. Denn auch nach der Operation muss ein Patient versorgt werden. Und bei dieser sogenannten postoperativen Versorgung kommt es einmal mehr auf uns Pflegekräfte an. Wir sind dafür verantwortlich, die Verbände zu wechseln, nach möglichen Blutungen zu schauen und sicherzustellen, ob die Wunde gut verheilt. Und: Ein medizinisch nicht entsprechend geschulter Mensch kann gar nicht beurteilen, ob eine Wunde gut aussieht oder eben nicht. Ebenso kann dieser Mensch nicht beurteilen, ob die kleine Blutung nach der OP normal ist oder Grund zur Sorge besteht. Wir hingegen haben die entsprechenden Fachkenntnisse, und es gehört zu unseren Aufgaben, alles sorgfältig zu dokumentieren.

Natürlich gibt es auch Situationen, in denen wir nicht alles wissen. Ab und zu müssen wir auch noch einmal nachlesen, um die richtigen Schlüsse zu ziehen oder Entscheidungen zu treffen. Aber das ist normal, weil niemand immer alles wissen kann. Das trifft auf die Ärzte natürlich ebenfalls zu, auch sie sind keine wandelnden Lexika, die jederzeit jede Information zu jeder Krankheit oder jedem gesundheitlichen Zustand abrufen können. Auch Ärzte googeln dann auf Ihrem Handy, um Antworten auf ihre Fragen zu finden. Dabei erinnere ich mich immer an einen Satz, den mir mal eine Schwester in der Notaufnahme gesagt hat: „Du musst nicht alles wissen, du musst nur wissen, wo es steht." Denn genau das ist der Punkt: Letztlich geht es darum, die richtige Antwort auf eine Frage zu finden. Dabei spielt es keine Rolle, ob diese Antwort im eigenen Kopf abgespeichert ist, oder ob sie aus den unendlichen Weiten des Internets stammt. Ich darf das sagen, ich habe dort gewohnt …

ES IST SO SCHÖN … TRAURIG

Dieser Beruf ist einfach schön. Nicht, weil immer alles schön ist, manchmal ist es auch schön, weil es so traurig ist. Hört sich seltsam an? Eigentlich nur, wenn man nicht weiter darüber nachdenkt. Denn in der Pflege haben wir es nicht einfach mit einem namenlosen Patienten und einer wie auch immer gearteten Erkrankung zu tun. Wir haben es mit Menschen zu tun und dabei lernen wir viel über die Menschen im Allgemeinen. Wir erfahren etwas über ihre Lebenswege und Schicksalsschläge.

Während meiner Ausbildung hatte ich einen frühen Zusammenstoß mit Schwester Rabiata. Heute weiß ich, dass sie mich damals vermutlich testen wollte. Zu der Zeit habe ich das nicht erkannt und musste einfach gehorchen, wenn sie mich herumkommandiert, von hier nach dort und wieder zurück. Ich musste putzen, Patienten vom Toilettenstuhl holen und Verbände anlegen – und letztlich war ich einfach vollkommen überfordert. In dieser Zeit hatte ich auch eine Patientin, über die gesagt wurde, sie sei sehr unfreundlich. Die Patientin, die mit Magenschmerzen in die Klinik kam, müsste eigentlich gar nicht hier sein, aber sie nervte trotzdem alle und jeden. Sie war jemand, den ich als richtige Düsseldorferin bezeichnen würde – fein, elegant und eine Spur hochnäsig. Doch überraschenderweise kam ich gut ihr zurecht und sie war immer sehr freundlich zu mir. Und obwohl alle dachten, sie würde sich wegen ein wenig Übelkeit und bisschen Aua nur anstellen, stellte sich bald heraus, dass sie tatsächlich an Magenkrebs litt. Daraufhin reagierte sie dann immer wieder auch etwas unwirsch, was für mich allerdings keine Überraschung darstellte: Diese Frau hatte gerade eine Krebsdiagnose bekommen, sie lag in einem Krankenhaus und war mit der gesamten Situation vollkommen überfordert.

Es gab eine Situation, in der ich der Frau eine Magensonde legen sollte, aber auch ich war einmal mehr überfordert, weil man mich den ganzen Tag umhergescheucht hatte. Die Patientin bemerkte dies und fragte mitfühlend, was mit mir los sei. In diesem Moment kamen mir die Tränen, woraufhin die Patientin sagte, ich solle mich kurz zu ihr setzen. Dadurch wurde mir erst bewusst, was vor sich ging. Ich entschuldigte mich, sagte, dass es mir leidtut, dass ich hier wegen nichts weine, während sie mit einer Krebserkrankung umgehen musste.

Die Frau erzählte mir daraufhin von ihrem Leben. Davon, dass sie und ihr Mann über die Jahre immer wieder Geld beiseitegelegt hatten, um damit ausgiebig zu reisen, Neues zu erleben und die Welt kennenzulernen. Was nun wohl nichts mehr werden würde, wegen der Krebserkrankung. Dann aber nahm die Patientin meine Hand und tröstete mich. Sie sagte, dass alles gut werden würde, dass ich meinen Weg gehen würde. So wie ich die Patienten behandle, könne niemand sagen, dass ich ein schlechter Mensch sei.

Seit jenem Tag hatten die Patientin und ich ein wunderbares Verhältnis. Ein Verhältnis, das allerdings dadurch getrübt wurde, dass es ihr in den kommenden Wochen immer schlechter ging. Dann kam der Moment, in dem ich ihr sagte, dass mein vorerst letzter Arbeitstag bevorstand, da ich mich auf meine Prüfungen vorbereiten musste. Die Patientin bat mich darum, ihr unbedingt von den Prüfungsergebnissen zu berichten und ob ich bestanden hätte. Also haben wir unsere Mail-Adressen ausgetauscht, und ich versprach ihr, dass ich sie nach den Prüfungen über den Stand der Dinge informieren würde. Zu diesem Zeitpunkt ging es ihr zunehmend schlechter und uns allen war klar, dass sie die Sache wohl nicht überstehen würde.

Tatsächlich verliefen meine Prüfungen erfolgreich und wie versprochen, schickte ich der Frau auch eine E-Mail. Ich habe sie informiert, dass alles gut gelaufen war und schrieb außerdem, dass ich hoffte, dass es ihr gut geht. Bis heute habe ich allerdings keine Antwort erhalten. Vermutlich ist sie damals tatsächlich verstorben und konnte mir daher natürlich nicht antworten.

Genau das ist es, was ich meinte: Es gibt Momente, die sowohl schön als auch schrecklich sind. Durch meine Arbeit habe ich einen Einblick in das Leben dieser Frau erhalten. Ich durfte einen wunderbaren Menschen kennenlernen, den anfangs alle aufgrund seiner Situation oder der Diagnose nicht sehr liebenswert fanden. Doch das lag allein an den Umständen. Ich habe mit diesem Menschen Zeit verbracht, wir sind uns auf eine gewisse Weise nähergekommen – das Leben hat uns dann wieder auf verschiedene Wege geführt. Aber ich habe diese Frau weinen sehen und sie hat mich weinen sehen. Wir haben auch zusammen gelacht und ich konnte ihr die Zeit im Krankenhaus eine Spur leichter machen, während sie mir geholfen hat, als ich noch unerfahren und überfordert war. Auf normalen Wegen wären wir beide uns vermutlich nie begegnet. Doch meine Arbeit hat diese Begegnung ermöglicht, und sie hat mir die Erinnerung an einen Menschen geschenkt, den ich vermutlich nie wieder vergessen werde. Das ist unglaublich schön und gleichzeitig unglaublich traurig.

Gerade diese Phase meiner Ausbildung, die Zeit mit dieser Patientin hat mir die endgültige Gewissheit gegeben, dass ich in diesem Beruf richtig bin. Ich wusste nun, dass ich es konnte.

Ich konnte eine schwerkranke Patientin versorgen und ich konnte ihr trotz der Krankheit immer wieder für ein paar Momente ein Lächeln ins Gesicht zaubern. Ich habe es außerdem geschafft, dass sich diese Frau auch auf mich gefreut hat. Selbst inmitten ihres Leidens hatte sie etwas, auf das sie sich freuen konnte. Und am Ende des Tages gibt es nichts Schöneres als die Gewissheit, dass es Menschen gibt, die sich auf einen freuen.

Und um noch eine nicht gestellte Frage zu beantworten: Nein, ich habe den Namen der Frau nicht gegoogelt. Aus dem einfachen Grund, dass wir das nicht dürfen. Ich bin mir nicht einmal sicher, dass wir überhaupt die Mail-Adressen austauschen durften – aber wenn jemand mich dafür verurteilen möchte, soll er es einfach tun.

Ich bin doch da!

Stellen wir uns vor, ich bin in einem Patientenzimmer. Stellen wir uns außerdem vor, es handelt sich um ein Zweibettzimmer in dem ich mich gerade um einen der Patienten kümmere. Was auch heißt: Ich habe die sogenannte Anwesenheit an. Denn in einem Krankenhaus ist es so, dass es in den Zimmer den Anwesenheits- und den Notfallknopf gibt. Schalte ich den Anwesenheitsknopf ein, dann heißt das, dass ich als Pflegekraft in dem Zimmer bin, dass ich also körperlich anwesend bin. Falls dann etwas passiert, kann ich noch den Notfallknopf drücken. Der ist allerdings nicht identisch mit der Notfallklingel der Patienten, die nur alle paar Sekunden einen Warnton von sich gibt. Bei diesem Notfallknopf erklingt vielmehr ein richtiger Alarm, eine Art pulsierender Dauerton. Dadurch wissen auf der Station alle, dass es sich um einen wirklichen Alarm handelt.

Wenn ich mich also um einen Patienten kümmere, kommt es gelegentlich vor, dass mich nicht die zweite Patientin einfach anspricht, sondern sie klingelt. Was wiederum zur Folge hat, dass der wirkliche Alarm ausgelöst wird und alle Kollegen völlig aufgeregt ins Zimmer stürmen. Erst dann erkennen sie, dass es sich um einen Fehlalarm handelt und somit unnötig war.

TIKTOK UND DIE LIEBE ZUM JOB

Es gibt Fragen, die mir immer wieder gestellt werden oder einfach unbeantwortet bleiben. Dazu zählt einmal das Thema, warum ich überhaupt in den Sozialen Medien präsent bin, speziell warum ich aktiv auf TikTok bin. Die andere Frage in dem Zusammenhang ist die, warum ich eigentlich noch meinen Job mache, wo ich doch inzwischen auf TikTok oder Instagram erfolgreich bin. Zuallererst möchte ich betonen: Ich habe mit den Videos angefangen, weil ich meinen Job liebe. Trotz all der Punkte, die mich meinen Job immer wieder auch hassen lassen, bin ich immer noch mit Leidenschaft dabei.

Natürlich verdiene ich mittlerweile Geld mit den sozialen Medien. Dennoch würde ich meine Arbeit in der Pflege niemals aufgeben. Selbst wenn ich theoretisch von den sozialen Medien leben könnte, käme es für mich nicht infrage, meinen Beruf aufzugeben. Ich finde immer wieder Inspirationen für meine Videos aus meinem Alltag in der Pflege. Doch viel wichtiger ist mir der Wunsch, dass ich etwas verändern und bewegen kann. Und auch wenn ich als Influencer inzwischen eine gewisse Bekanntheit erlangt habe, ist es mir wichtig, bodenständig zu bleiben. Und ich betone immer wieder: Ich mache diesen Job einfach sehr gerne.

Inzwischen arbeite ich allerdings nicht mehr Vollzeit, sondern Teilzeit. Aber ich versuche mein Leben immer so zu organisieren, dass darin beides seinen Platz hat, dass ich beides machen kann. Ich nehme mir also die notwendige Zeit für meine Videos und sorge gleichzeitig dafür, dass ich genug Zeit für die Betreuung der Patienten habe. Die Pflege ist für mich einfach eine Herzensangelegenheit. Und wenn man, wie ich, etwas verändern will, muss man sich bewusst sein, dass das nur möglich ist, wenn man selbst ein Teil dessen ist, an dem man Veränderungen vornehmen will.

Ich möchte zum Beispiel weiterhin die Möglichkeit haben, Auszubildenden etwas beizubringen und ihnen Mut zu machen. Und zwar nicht nur über unterhaltsame oder lustige Videos im Internet, sondern auch im Alltag. Ich möchte außerdem versuchen, das Verhältnis zwischen Ärzten und Pflegekräften zu verbessern. Auch hier möchte ich nicht nur online darüber berichten, sondern es auch im Alltag vorleben. Ich möchte, dass Patienten gut versorgt werden und ich möchte zeigen, wie man das bewerkstelligen kann. Natürlich möchte ich auch über den Pflegealltag in den sozialen Medien berichten, jedoch nicht aus vergangenen Erfahrungen, sondern immer hautnah und aktuell. Ich möchte von innen heraus berichten und nicht nur ein passiver Beobachter von außen sein.

All das sind Punkte und Gründe, warum ich weiterhin in der Pflege tätig sein möchte.

Dennoch hindert es mich nicht daran, auch andere Träume zu verfolgen und sie irgendwann wahr werden zu lassen. Ich hatte bereits die Möglichkeit, in einer Fernsehserie mitzuspielen, und ich möchte diesen Traum von der Schauspielerei weiterverfolgen. Ein weiterer Traum von mir ist es, Kinder zu adoptieren und irgendwann eine richtige Familie zu haben. Im Grunde bin ich ein Mensch wie jeder andere. Ein Mensch, der seine Arbeit so gut wie möglich machen will, ein Mensch, der von einer Familie und einem Haus mit Garten träumt.

Ein Traum wiederum hat sich inzwischen Richtung Realität bewegt. Nämlich der Traum, dass meine Videos nicht nur als reine Unterhaltung angesehen werden, sondern dass sie auch etwas bewegen können und tatsächlich bewegen. So mache ich immer wieder auch Videos, in denen ich Ungerechtigkeiten anspreche. Ein Beispiel dafür war die Situation, als der Corona-Bonus nur examinierten Pflegekräften zugutekam – und das auch nur denen auf den Stationen. Dahinter verbarg sich ein wirkliches Drama: Denn weder die Mitarbeiter in den Notaufnahmen noch die Pflegehelfer bekamen einen Bonus. Doch gerade die Notaufnahmen waren die erste Anlaufstelle und hatten häufig Kontakt mit Corona-Patienten. Die Pflegehelfer wiederum mussten wegen des Personalmangels auf den Stationen sehr viel Arbeit von den examinierten Pflegekräften übernehmen. Sie erledigten letztlich auch Aufgaben, die ihnen eigentlich nicht zugewiesen waren, wie beispielsweise Schichtleitungen und die Verabreichung von Medikamenten – da keine andere Möglichkeit bestand, den Alltag auf den Station zu bewältigen.

Über all das habe ich ein Video gemacht, mich darin auch ziemlich aufgeregt. Dieses Video ging viral und es stieß eine intensive Diskussion an. Ich erhielt daraufhin Rückmeldungen von Pflegedienstleitungen verschiedener Krankenhäuser, die mir zustimmten, dass die aktuelle Regelung ungerecht sei. Es gab auch Stationen, die sich überlegt haben, wie sie der Ungerechtigkeit entgegenwirken könnten. Einige examinierte Pflegekräfte entschieden sich sogar dazu, einen Teil ihres Bonus abzugeben, um die Pflegehelfer zu unterstützen. All das wurde untereinander und unabhängig von Politik oder Obrigkeiten geklärt, was einmal mehr den Zusammenhalt in der

Pflegebranche zeigte. Das also war etwas, das ein Video bewirken kann.

Inzwischen werden meine Videos auch in Pflegeschulen gezeigt. Zum Beispiel den Schülerinnen den Umgang mit Kollegen wie einer Schwester Rabiata zu veranschaulichen oder den Umgang mit Stress, Frustrationen und den Pflegealltag im Allgemeinen zu zeigen. Auch hier bekomme ich immer wieder Rückmeldungen von Lehrkräften, die sagen, dass sie mithilfe meiner Videos den Ablauf des Alltags auf den Stationen sehr gut erklären können. Sie können nicht nur Probleme im Alltag erklären, sondern auch Lösungsansätze dafür finden.

Natürlich zeige ich in meinen Videos auch Situationen, die nicht gut sind. Natürlich sagt eine Schwester Rabiata bei mir böse Dinge oder verhält sich unprofessionell. Nur handelt es sich dabei eben um meine Darstellung der Schwester Rabiata, es handelt sich also nicht um mich und meine persönliche Meinung oder meinen Standpunkt. Das alles sind Stilmittel, die ich einsetze, um Diskussionen anzuregen. Ich weiß, dass Menschen in der Pflege sich Gedanken machen, ob ähnliche Situationen in ihrem eigenen Umfeld vorkommen. Am Ende des Tages regt dies zum Nachdenken an. Man überlegt, ob Veränderungen notwendig sind, ob auch ich mich manchmal wie eine Schwester Rabiata verhalte und ob mein Verhalten in Ordnung oder gelegentlich fehlgeleitet ist.

Natürlich ist es in einem Video irgendwie witzig, wenn eine eingebildete Rabiata einen Pflegeschüler runtermacht. Doch nach dem Ansehen fragt man sich hoffentlich auch, wie sich wohl der Schüler fühlen mag, wenn er immer wieder in dieser Form vorgeführt wird. Und hoffentlich regt es auch Pflegekräfte zum selbstkritischen Nachdenken an, ob sie selbst so etwas vielleicht auch schon mal abgezogen haben.

Es gibt jedoch immer wieder Videos, für die ich extrem „gehatet" werde. Es gibt zum Beispiel Personen, die mich regelmäßig öffentlich kritisieren und die mich geradezu zu hassen scheinen. Diese Personen sind auch der Meinung, dass ich patientengefährdend sei. Und zwar aus dem Grund, dass ich in einem Video zeige, wie ich Tabletten in einen Joghurt eingerührt und sie dann zusammen mit dem Joghurt einem Patienten gegeben habe. Tatsächlich handelt es sich dabei um eine Situation aus dem Alltag, die das Handeln vieler älterer Pflegeschwestern widerspiegelt. Allerdings ist wichtig anzumerken, dass das in der Realität nicht erlaubt ist. Denn wenn einem Patienten Medikamente verabreicht werden, dürfen wir sie dem Patienten nicht aufzwingen. Wir müssen vielmehr dokumentieren, dass der Patient das Medikament verweigert hat. Dennoch ignorieren einige Schwestern diese Vorgabe und rühren Tabletten in Joghurt ein, damit die Patienten die Medikamente nicht bemerken.

Mein Video diente genau dem Zweck, diese Situation nachzustellen und das mit einem sarkastischen Ton zu untermalen. Warum? Weil ich wollte, dass die Menschen sich überhaupt einmal mit dem Thema beschäftigen, darüber sprechen und sich bewusst werden, dass so etwas nicht erlaubt ist. Unter dem Video gab es eine Vielzahl von Kommentaren, die den unterschiedlichen Wissensstand der Pflegekräfte offenlegten. Die einen etwa kommentierten, dass sie im Alltag genauso handeln und Medikamente quasi unterjubelten. Andere wiederum kommentierten, dass so etwas verboten sei. Dies führe zu weiteren Kommentaren, insbesondere von Schülern, die sagten, man hätte ihnen das genauso beigebracht, warum es denn jetzt verboten sein soll? In Zusammenhang mit der Kritik an dem Video möchte ich auch noch sagen, dass der Untertitel des Videos bereits darauf hinweist, dass ich mit dem Video letztlich eine Diskussion anregen wollte. Der Untertitel lautete sinngemäß: „Richtig oder falsch – darf man das?"

Tatsächlich haben durch das Video sehr viele Pflegekräfte überhaupt erst erfahren, dass es sich dabei um ein strittiges Thema handelt, bei dem die alltägliche Praxis der rechtlichen Realität gegenüberstand. Es wurde deutlich, dass nicht alles, was sich im Alltag eingebürgert hat, auch wirklich legal sein muss.

Doch es gab wie gesagt auch Menschen, die das Video vollkommen falsch verstanden haben oder die es auch einfach falsch verstehen wollten. Diese Personen kommentierten das Video in der Form, als würde ich Pflegekräften beibringen wollen, den Patienten Medikamente unterzujubeln. Es war im Grunde ein regelrechter Shitstorm rund um dieses Video. Erst als ich mir die Mühe machte zu erklären, was ich mit dem Video eigentlich bezwecken wollte, wurde die Situation etwas klarer.

Das alles ist aber auch nur ein Beispiel dafür, wofür meine Videos stehen. Sie sind teilweise provokant und zeigen auch Dinge, die nicht erlaubt sind. Warum ich das tue? Weil ich möchte, dass die Menschen aus meinen Videos etwas lernen. Und die Menschen können nur etwas aus solchen Videos lernen, wenn ich gegenüberstelle, was falsch und was richtig ist. Diese Gegenüberstellung muss jedoch nicht immer von mir selbst kommen. Sie soll vielmehr dazu führen, dass die Videos die Menschen dazu anregen, sich eigene Gedanken zu machen und über die Inhalte zu diskutieren, um letztlich zu den richtigen Schlussfolgerungen zu kommen.

Durch meine Videos habe ich mittlerweile eine bedeutende Reichweite erlangt, die es mir ermöglicht, Einfluss zu nehmen und etwas zu bewirken. Bemerkbar ist nicht zuletzt der Einfluss auf die Pflegeschulen, weil sich gerade dort die Lehrer immer wieder Gedanken machen, wie sie Schüler besser auf ihren Einsatz in der Realität vorbereiten können. Letztlich aber bedeuten die Diskussionen rund um meine Videos vor allem eines: Es gibt einen großen Bedarf, bestimmte Themen anzupacken und mit überholten Gewohnheiten aufzuräumen. Und es besteht insgesamt ein Bedürfnis, im Pflegesystem etwas zu bewegen. Das war der Grund, warum ich mit den Videos begonnen habe und das ist auch der Grund, warum ich mit den Videos auf unbestimmte Zeit weitermachen und mich nicht auf dem Erreichten ausruhen werde.

DANKSAGUNG

Ich hätte niemals gedacht, dass ich irgendwann das meinen Job nennen kann, was ich gerade mache. Ich sitze hier und überlege, wie ich eine Danksagung für mein eigenes Buch schreiben soll, um all den Menschen, die mir bis hierhin geholfen haben, gerecht zu werden und deutlich zu machen, wie froh ich bin, sie in meinem Leben zu haben. Es ist unglaublich dieses Buch in der Hand zu halten, es ist mein Werk und das wird immer bleiben.

Danke an meine Lehrer*innen, die mir damals gesagt haben, aus mir würde nichts werden, und an die Nachbar*innen, die mich und meine Familie lächerlich gemacht haben. Danke an alle Mitschüler*innen, die mich ausgegrenzt und Dinge erfunden haben, um mich schlecht zu machen. Ohne euch, wäre alles etwas leichter gewesen, aber vielleicht wäre ich dann jetzt nicht an dem Punkt, an dem ich bin.

Auf dem ganzen Weg hierhin hatte ich extrem viel Hilfe, seelischen Beistand und intensive Gespräche. Eine Person, die mich von Anfang bis Ende begleitet und mir sehr viel Mut zugesprochen hat, ist meine Lieblingsmanagerin Lotti. Sie hat darauf geachtet, dass ich mich wohlfühle und alles so läuft, wie ich es mir vorstelle und wünsche. Das komplette Team von meinem Management PTO Media hat enorme Arbeit geleistet, wofür ich mich von ganzem Herzen bedanken möchte.

Mama, du hattest es nicht immer leicht mit mir, ich bin und war ein schwieriges Kind, jugendlicher und erwachsener Sohn. Trotzdem warst du immer für mich da, hast mich niemals alleine gelassen, mich niemals im Stich gelassen. Du hast dich für mich in die absurdesten Situationen begeben, nur um mir zu helfen. Danke, dass du meine Mutter bist.

Oma, du bist ein großes Vorbild für mich. Du hast mir als Kind die ganze Welt erklärt, mich überall hin mitgenommen, wir waren viel in der Natur, du hast mir ein sehr schönes kindliches Leben ermöglicht und mir sehr viel Liebe geschenkt.

Meine liebe Oma, danke, dass es dich gibt.

Page - Du warst die beste Freundin in meiner Kindheit, als niemand sonst da war, warst du es. Ich liebe dich so unendlich und hoffe, du lebst ein wunderbares Leben im Hundehimmel. Ich wünsche mir so sehr, dass wir uns irgendwann wiedersehen.

Mia und Mo - Ihr seid meine Babys, ich liebe euch. Auch wenn ihr das Buch nicht lesen könnt und sich wahrscheinlich einige denken, ob es mein Ernst ist, dass meine Hunde in dieser Danksagung auftauchen – ja. Ihr gebt mir so viel, ohne euch hätte ich das alles auch nicht geschafft!

Miri – Danke für das Ciabatta Brot mit Tomaten und Mozzarella und für alles andere.

Zu guter Letzt: Ich bin sehr stolz auf meine Community, ohne euch wäre das Ganze hier überhaupt nicht möglich. Ich danke jedem einzelnen, der meine Videos schaut, meine Beiträge liket und dieses Buch hier gelesen hat. Danke, dass ihr da seid, ich vergesse euch niemals.

BUCH-
EMPFEHLUNGEN

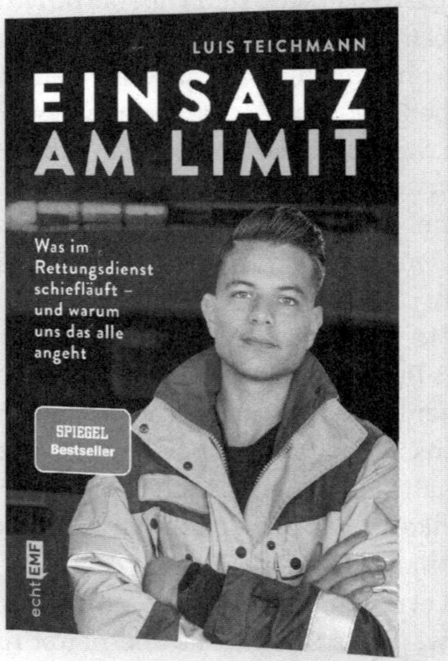

EINSATZ AM LIMIT

Was im Rettungsdienst schiefläuft –
und warum uns das alle angeht

ISBN 978-3-7459-1022-3

€ 16,00 (D) / € 16,50 (A)

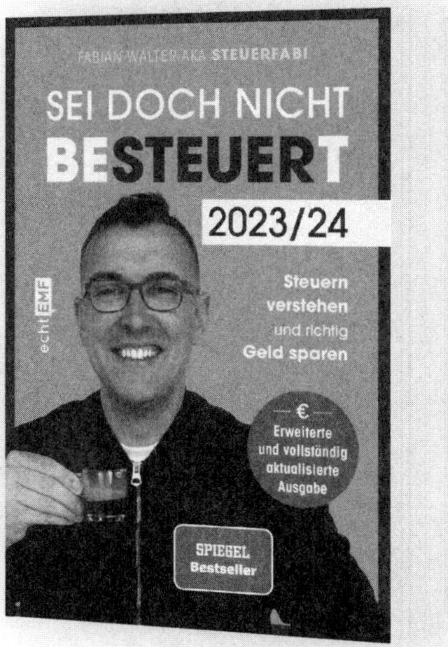

SEI DOCH NICHT BESTEUERT

Mit Steuerfabi die Welt der Steuern verstehen und richtig Geld sparen | Erweiterte und vollständig aktualisierte Ausgabe | 2023/24

ISBN 978-3-7459-1880-9

€ 16,00 (D) / € 16,50 (A)